U0068034

# 中醫入門 超圖解

初學中醫的第一本書，從理論到中藥，從診斷到治療，速學速記，一次就懂

北京中醫藥大學 教授、博士生導師 **曲淼** 教授 ─────── 編著
北京中醫藥大學第三附屬醫院 醫學博士、副主任醫師 **鄭琴** 醫師

南京中醫藥大學 中西醫結合臨床博士、中醫內科碩士 **陳柏儒** 審定

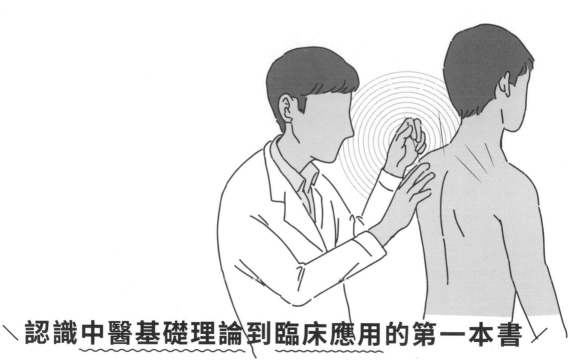

＼ 認識中醫基礎理論到臨床應用的第一本書 ╱

# 前言 ｜ preface

　　2018年9月，世界衛生組織（World Health Organization， WHO）發布的《國際疾病分類ICD》中，首次將包括中醫藥在內的傳統醫學列入分類系統。這說明中醫越來越受到世界的認同，但中醫博大精深，歷代醫典更是汗牛充棟，普通人即使窮盡一生去學習和探索，若不得其法，也未必能深入其門。所以，一本包含中醫理論知識及基礎方法的入門書就顯得格外必要。本書希望達到的正是這樣一種帶領一般讀者入門的作用。

　　本書嚴遵中醫理念，立足於臨床實用，用通俗的語言來系統講述理論、病機和治療，使得深奧的中醫理論變得簡單易懂，使更多人能在短期內理解中醫的基本思維方式，掌握中醫的應用方法。

　　本書共分為：中醫入門、中醫診斷、中藥、中醫內科、中醫婦科、中醫兒科及針灸這七個章節。圖文並茂是本書最大的特色。中醫基礎和診斷部分，我們只選取了基礎知識，並將其以圖表形式呈現出來，一目瞭然。中藥部分，由於中藥分類繁雜，細碎的知識很多，我們從藥材的性味入手，引出其功效，同時還列出與功效主治對應的常用方劑。整章閱讀下來，可以使讀者對中藥有一個清晰的認識，在明確藥材的大分類之後，透過其性味就能大致判斷出藥材的功效，大大方便了讀者的理解和記憶。各科疾病部分，病症分類、症狀表現、治法治則、適用方劑等都是以圖表形

式呈現，不同證型之間，其症狀按照望、聞、問、切四診列出，方便讀者快速記憶和查用。

　　針灸部分，考慮到實用性，我們以疾病為綱，沒有具體介紹每一條經絡及該經絡上的穴位，而是將經絡穴位以附錄形式呈現，方便查用。

　　考慮到方劑的使用與具體的病症息息相關，我們不再單設方劑一章，而是將疾病處方中涉及的方子以附錄形式放於書後，針對性更強，查用也非常方便。


　　雖用心籌畫，精心編寫，但綿延數千年的中醫文化，希望透過一本書來全面介紹，是很難做到的，我們也不敢抱此宏願。惟願我們能為讀者全面認識中醫提供一個初步的框架，方便使讀者在短時間內領悟岐黃奧旨，掌握中醫實用技能，已屬幸事。


編者

2019年1月

# 目錄 | contents

第二章

# 中醫診斷
# 治病先識病

第三章

# 中藥──
# 中醫治病的制勝法寶

## 第四章

# 中醫內科

## 第五章

# 中醫婦科

## 第六章

# 中醫兒科

**第七章**

# 針灸
# 化病於無形

**附錄**

## 第一章

# 中醫入門七堂課

## 第1課 陰陽

「陰陽學說」是我國古代樸素的辨證法思想。古人認為，世間任何事物都具有既對立又統一的陰陽兩個方面，經常不斷運動和相互作用，這是一切事物運動變化的根源。

人的身體也是如此。**《素問・陰陽應象大論》說：「陰陽者，天地之道也，萬物之綱紀，變化之父母，生殺之本始，神明之府也，故治病必求於本。」** 人體的生理活動、疾病的發生與發展，也脫離不了陰陽這個根本。因此，想要掌握疾病的發展過程，探求疾病的本質，進而獲得滿意的療效，就必須探求人體陰陽變化的情況。

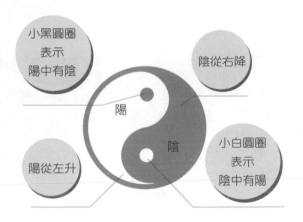

### * 什麼是陰陽

「陽」代表事物具有動的、活躍的、剛強等屬性。「陰」代表事物具有靜的、不活躍的、柔和等屬性。相互聯繫的事物，也可以分為陰陽兩面，例如，天為陽、地為陰，日為陽、月為陰，火為陽、水為陰，男為陽、女為陰，晝為陽、夜為陰等。以身體為例，肉體為陰，生命活動為陽；內在的臟腑為陰，外露的皮毛為陽；腹為陰，背為陽等。

事物、現象的陰陽屬性歸類表

| 屬性 | 時間 | 季節 | 溫度 | 濕度 | 重量 | 性狀 | 亮度 | 運動狀態 |
|---|---|---|---|---|---|---|---|---|
| 陽 | 晝 | 春夏 | 溫熱 | 乾燥 | 輕 | 清 | 明 | 上升、運動、興奮 |
| 陰 | 夜 | 秋冬 | 寒涼 | 濕潤 | 重 | 濁 | 暗 | 下降、靜止、抑制 |

## ＊ 陰陽的變化規律

### 對立制約

陰陽具有對立制約的關係，即陰陽雙方在一個統一體中會相互競爭、相互排斥和相互制約。這種對立制約維持著陰陽之間的動態平衡，進而促進事物的發生、發展和變化。人體的生理、病理等，也呈現著陰陽的對立制約關係，所以中醫治病會「動極者鎮之以靜，陰亢者勝之以陽」，務求使陰陽雙方相互制約達到協調平衡，即「陰平陽祕，精神乃治」。

陰陽之間的對立制約關係一旦失衡，就會發生疾病，出現「陰勝則陽病，陽勝則陰病」、「陽虛則陰盛」、「陰虛則陽亢」等情況。

### 互根互用

陽依附於陰，陰依附於陽，它們相互滋生、相互依存，任何一方都不能離開另一方而單獨存在。

以人體活動為例，器官的機能活動（屬陽）必須依賴於營養物質（屬陰）的供給；而營養物質又須依靠臟器的機能活動而轉化。因此，營養物質是機能活動的物質基礎，機能活動是轉化成營養物質的動力。這種相互依存、互相化生的關係貫穿於整個生命活動的全過程，一旦「陰陽離決」，生命就將告終。

## 消長平衡

陰陽雙方在對立互根的基礎上永恆運動變化著，不斷出現「陰消陽長」與「陽消陰長」的現象，這是一切事物運動發展和變化的過程。例如：從冬季至春季至夏季，氣候由寒逐漸變熱，這是一個「陰消陽長」的過程；由夏季經秋至冬，由熱逐漸變寒，則是一個「陽消陰長」的過程。

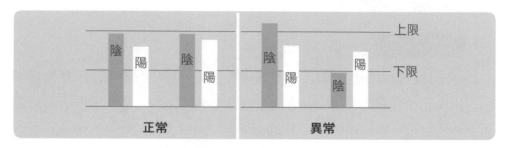

陰陽消長變化關係圖1

在人體中，各種機能活動（陽）必然要消耗一定的營養物質（陰），這是「陽長陰消」的過程；反之，各種營養物質（陰）的轉換，又需要消耗一定的能量，而這就是「陰長陽消」的過程。正常生理狀態下，這種「陰陽消長」始終處於一種動態平衡，如果這種狀態被打破，失去平衡，將造成某一方面的偏盛或偏衰，因而導致疾病發生。

臨床的不同證候也存在陰陽消長的情況。例如，陰盛則見寒證，人體受涼之後會出現胃寒腹痛、腹瀉等症狀；陽盛則見熱證，如急性肺炎有高熱、口渴、皮膚發紅等急性熱病表現。陰虛，則「陽」相對突出，因為熱屬陽，故陰虛多見熱證（虛熱）；陽虛，則「陰」相對較突出，因寒屬陰，故陽虛多見寒證（虛寒）。

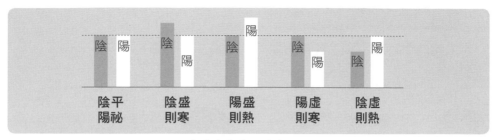

陰陽消長變化關係圖2

### 相互轉化

同一個體的陰陽，在一定的條件下，當其發展到一定的階段，雙方可以各自朝相反方面轉化，陰可以轉為陽，陽可以轉為陰，稱之為「陰陽轉化」。

如果說「陰陽消長」是一個量變的過程，那麼轉化便是一個質變的過程。《素問》說到：「**重陰必陽，重陽必陰**」、「**寒極生熱**」、「**熱極生寒**」。寒極時，便有可能向熱的方向轉化，熱極時，便有可能向寒的方向轉化。例如某些急性熱病，由於邪熱極重，大量耗傷機體正氣，在持續高熱的情況下，就可能突然出現體溫下降、四肢厥冷、脈微欲絕等陰寒危象，這種病症變化即屬由陽轉陰。

掌握陰陽互根、陰陽消長、陰陽轉化的規律，就可以做到執簡馭繁，洞察病情的發展規律，得以進行正確的辨證施治。

## ＊陰陽學說在醫學的應用

陰陽學說對中醫有核心指導作用，它既說明了生理、病理的整體觀念，也指出了診斷治療的一般規律。

### 陰陽與人體生理關係

人體的生理結構和功能都可以用「陰陽」來概括。

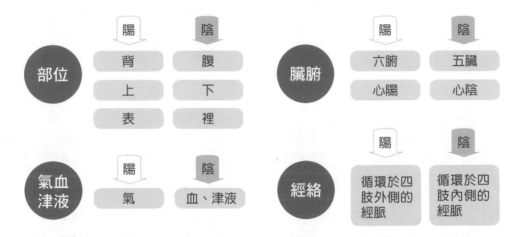

### 陰陽與人體病理關係

人體若陰陽失衡，就會出現各種症狀。古人對症狀的分類，也是用陰陽來表示。陽（熱）證，一般表現為發熱、口渴、脈數（快）等。陰（寒）證，一般表現為不發熱、口不渴、手足冷、脈遲（慢）等。這就是《黃帝內經》所說的：「陽勝則熱，陰勝則寒。」

### 陰陽在診斷上的應用

疾病雖然很多種，但在中醫看來，其屬性不外陰陽兩大類。從疾病發展部位來看，不是在表（陽），就是在裡（陰）；從疾病性質來看，可分為熱證（陽）、寒證（陰）；從疾病發展趨勢來看，有實證（陽）、虛證（陰）。分清了疾病的陰陽兩個方面，再根據陰陽的盛衰虛實，結合其他辨證法則，就可進行辨證用藥。

## 陰陽在治療上的應用

　　陰陽失調是疾病的基本病機，而陰陽偏盛、陰陽偏衰、陰陽互損則是其基本形式，中醫治病的原則是協調陰陽，針對不同的失衡狀態做相應的糾正，進而恢復陰陽的相對平衡狀態。

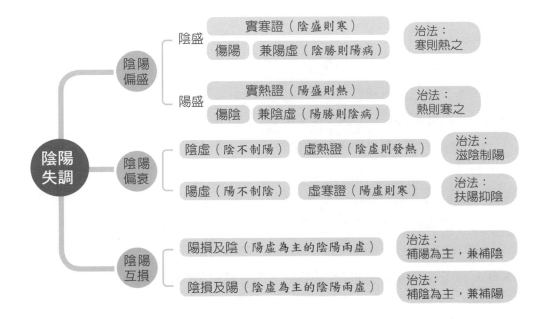

## 第 2 課　五行

### ＊什麼是五行

　　「五行學說」是中國古代的一種樸素的唯物主義哲學思想。五行學說認為宇宙間的一切事物，都是由木、火、土、金、水五種物質元素組成，自然界各種事物和現象的發展變化，都是這五種物質不斷運動和相互作用的結果。天地萬物的運動秩序都要受五行生剋制化法則的支配。

　　中醫學把五行學說應用於醫學領域，以系統結構觀點來觀察人體，闡述人體局部與局部、局部與整體之間的關聯性，以及人體與外界環境的統一性，對於揭示機體內部與外界環境的動態平衡有調節的機制，闡明健康與疾病、疾病的診斷和防治規律等有重要作用。

　　五行學說中的木、火、土、金、水，經過發展已經不是這五種具體物質本身，而是五種物質不同屬性的概括，即凡具有某種屬性的事物便可歸於某一行。

**木**=樹木的枝幹都是向上向外舒展的。

**火**=具有炎熱、上升、光明的特性。

**金**=質地剛硬，但有隨人意而更改的柔和之性。

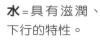
**水**=具有滋潤、下行的特性。

**土**=具有載物、生化的特性。

| | 發病描述 | 病情輕重 |
|---|---|---|
| 木 | 生發、條達 | 樹木的枝幹都是向上向外舒展的。凡具有生長、生發、條達等性質或作用的事物和現象，歸屬於木。 |
| 火 | 炎熱、向上 | 火具有炎熱、上升、光明的特性。凡具有溫熱、上升、光明等性質或作用的事物和現象，歸屬於火。 |
| 土 | 長養、化育 | 土具有載物、生化的特性。凡具有生化、承載、受納性質或作用的事物和現象，歸屬於土。 |
| 金 | 清肅、斂降 | 金質地剛硬，但有隨人意而更改的柔和之性。凡具有沉降、肅殺、收斂等性質或作用的事物和現象，歸屬於金。 |
| 水 | 滋潤、下走 | 水具有滋潤、下行的特性。凡具有滋潤、下行、寒涼、閉藏等性質或作用的事物和現象，歸屬於水。 |

## ＊ 五行學說的基本內容

五行學說有兩種結構模式：一是五行對等的相生相剋模式——生剋五行；二是以土為中心的土控四行模式——中土五行。下面我們僅對生剋五行做一個簡要的闡述。

五行的生剋制化規律是五行結構系統在正常情況下的自動調節機制，包括以下幾種：五行相生、五行相剋、五行制化、五行相乘、五行相侮與母子相及等。

（1）**五行相生**：相生即遞「相資（滋）生」、助長、促進之意。五行之間互相滋生和促進的關係稱為五行相生。

五行相生的次序是：木生火，火生土，土生金，金生水，水生木。

在相生關係中，任何一行都有「生我」和「我生」兩方面的關係，生我者為母，我生者為子。所以五行相生關係又稱「母子關係」。以火為例，生我者木，木能生火，則木為火之母；我生者土，火能生土，則土為火之子。餘可類推。

（2）**五行相剋**：相剋即相互制約、克制、抑制之意。五行之間相互制約的關係稱為五行相剋。

五行相剋的次序是：木剋土，土剋水，水剋火，火剋金，金剋木。

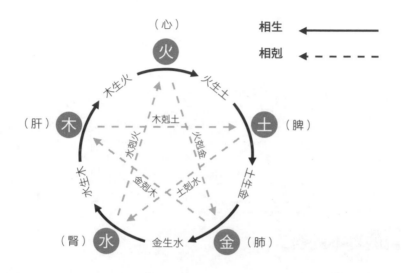

在相剋的關係中，任何一行都有「剋我」和「我剋」兩方面的關係。《黃帝內經》稱之為「所勝」與「所不勝」的關係。以土為例，剋我者木，則木為土之「所不勝」。我剋者水，則水為土之「所勝」。餘可類推。

在生剋關係中，任何一行皆有「生我」和「我生」、「剋我」和「我剋」兩個方面的關係。以木為例，「生我」者水，「我生」者火；「剋我」者金，「我剋」者土。

（3）**五行制化**：相生與相剋是不可分割的兩個方面，生中有剋（化中有制），剋中有生（制中有化），相反相成，才能維持和促進事物相對平衡協調和發展變化，這種關係即五行制化。

五行制化的規律是：木剋土，土生金，金剋木；火剋金，金生水，水剋火；土剋水，水生木，木剋土；金剋木，木生火，火剋金；水剋火，火生土，土剋水。

　　以相生言之，木能生火，但是木本身又受水所生，這種「生我」和「我生」的關係是平衡的，而不是絕對的相生，這樣就保證了生剋之間的動態平衡。

　　以相剋而言，木能剋土，金又能剋木（我剋、剋我），而土與金之間，又是相生的關係，所以就形成了木剋土、土生金、金又剋木的關係。即相剋之中寓有相生，如此，當發生相剋太過而產生賊害的時候，才能夠保持正常的平衡協調關係。

　　生剋制化是一切事物發展變化的正常現象，因此在人體是屬於正常的生理狀態。

　　（4）五行相乘：「乘」，即乘虛侵襲之意，相乘即相剋太過。超過正常制約的程度，使事物之間失去了正常的協調關係。五行之間相乘的次序與相剋同，但被剋者更加虛弱。相剋是正常情況下的制約關係，相乘則是異常相剋。就人體方面而言，相剋為生理現象，相乘為病理表現。相乘現象可分為兩個方面。

　　其一，五行中任何一行本身不足（衰弱），剋它的一行便乘虛侵襲（乘），使它更加不足。以木剋土為例，如果土本身不足（衰弱），木就會乘土之虛而剋它，使土更虛。

　　其二，五行中任何一行本身過度亢盛，而原來受它剋制的那一行仍處於正常水準，也會出現過度相剋的現象。仍以木剋土為例，若土本身處於正常水準，但由於木過度亢進，則會出現「木亢乘土」的現象。

　　（5）五行相侮：「相侮」是指五行中的任何一行本身太過，使原來剋它的一行反而被它所克制。

　　相侮現象也表現為兩個方面。以木為例：若木過度亢盛，金不僅不能剋木，反而被木所剋，使金受損，這叫「木反侮金」；若木過度衰弱，不僅金乘木，而且土亦乘木之衰而反侮之，稱為「土壅木鬱」。

下圖以木為例展示了五行相乘相侮的關係。餘可類推。

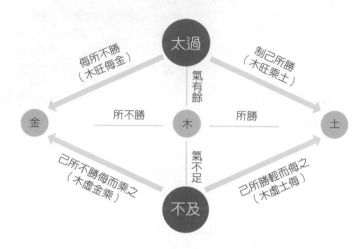

（6）**母子相及**：母子相及是指五行生剋制化遭到破壞後出現的不正常相生現象。包括「母及於子」和「子及於母」兩個方面。母及於子與相生次序一致，子及於母則與相是生的次序相反。例如木影響到火，稱為母及於子；影響到水，則稱為子及於母。

## ﹡五行學說在中醫學裡的應用

### 說明五臟的生理機能及其相互關係

（1）**說明人體組織結構的分屬**：中醫學在五行配五臟的基礎上，又以類比的方法，根據臟腑組織的性能、特點，將人體的五臟、六腑、五官及體表組織等與五行對應，進而為藏象學說奠定了理論基礎。

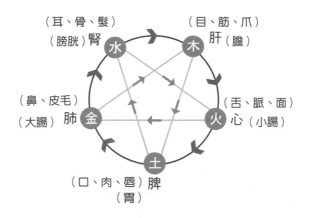

（2）**說明臟腑的生理功能**：以五行的特性來說明五臟的部分生理功能。例如：木性可曲可直，條順暢達，有生發的特性，故肝喜條順暢達而惡抑鬱，有疏泄的功能。

（3）**說明臟腑之間的相互關係**：五臟的五行分屬，不僅闡明了五臟的功能和特性，而且還運用五行生剋制化的理論，來說明臟腑生理功能的內在聯繫。五臟之間既有相互滋生的關係，又有相互制約的關係。

（4）**說明人體與內外環境的統一**：事物屬性的五行歸類，除了將人體的臟腑組織結構分別歸屬於五行外，同時也將自然界有關事物和現象進行了歸屬，反映出人體與外界的協調統一。

| 自然界 | | | | | | 五行 | 人體 | | | | | |
|---|---|---|---|---|---|---|---|---|---|---|---|---|
| 五味 | 五色 | 五化 | 五氣 | 五方 | 五季 | | 五臟 | 五腑 | 五官 | 五體 | 五志 | 五液 |
| 酸 | 青 | 生 | 風 | 東 | 春 | 木 | 肝 | 膽 | 目 | 筋 | 怒 | 淚 |
| 苦 | 赤 | 長 | 暑 | 南 | 夏 | 火 | 心 | 小腸 | 古 | 脈 | 喜 | 汗 |
| 甘 | 黃 | 化 | 濕 | 中 | 長夏 | 土 | 脾 | 胃 | 口 | 肉 | 思 | 涎 |
| 辛 | 白 | 收 | 燥 | 西 | 秋 | 金 | 肺 | 大腸 | 鼻 | 皮 | 悲 | 涕 |
| 鹹 | 黑 | 藏 | 寒 | 北 | 冬 | 水 | 腎 | 膀胱 | 耳二陰 | 骨 | 恐 | 唾 |

### 說明五臟病變的相互影響

人體是一個有機整體，內臟之間相互資（滋）生、相互制約，因而在病理上必然相互影響。這種相互影響稱為「傳變」。傳變可以分為相生傳變和相剋傳變。

（1）**相生傳變**：包括「母病及子」和「子病犯母」兩個方面。

|  | 發病描述 | 病情輕重 | 舉例 |
|---|---|---|---|
| 母病及子 | 病邪從母臟傳來，侵入子臟，即先有母臟的病變後有子臟的病變 | 母病及子為順，其病輕 | 腎（母）陰虛不能滋養肝（子）木，使肝血不足，陰虛生內熱 |
| 子病犯母 | 邪從子臟傳來，侵入母臟，即先有子臟的病變後有母臟的病變 | 子病犯母為逆，其病重 | 心（子）火亢盛而致肝（母）火熾盛 |

（2）**相剋傳變**：包括「相乘」和「反侮」兩個方面。

|  | 發病描述 | 病情輕重 | 舉例 |
|---|---|---|---|
| 相乘 | 相剋太過為病 | 較重 | 木旺乘土（肝木剋伐脾土），肝氣橫逆，疏泄太過，影響脾，導致胃失和降之證 |
| 相侮 | 反剋為害 | 較輕 | 木火刑金*（肝火偏旺，影響肺氣清肅），既有胸脅疼痛、口苦等肝火過旺之證，又有咳嗽、咳痰等肺失清肅之候 |

---

\* 木火刑金，五行學說術語。肝屬木，肺屬金。由於肝火過旺，耗灼傷陰，出現乾咳，胸脅疼痛，心煩、口苦、目赤，甚或咯血等，均屬肝木化火而加劇肺金病證的變化。

以肝為例，母子相傳、相乘、相侮關係如下圖所示。

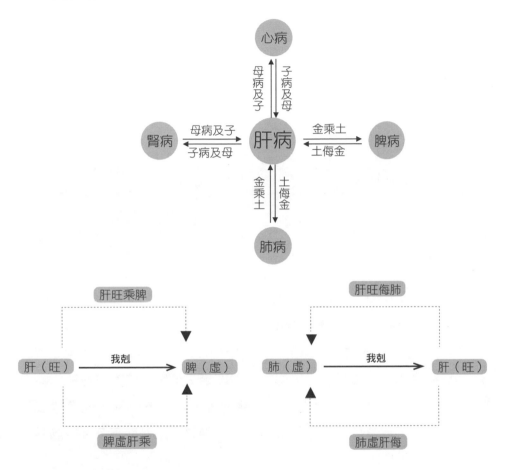

### 指導疾病的診斷

臟腑有病時，其功能活動及相互關係的異常變化，可以反映到體表相應的組織器官，出現色澤、聲音、型態、脈象等方面的異常變化。

①從本臟所主之色、味、脈來診斷本臟之病。如面青，喜食酸味，脈弦，可以診斷為肝病；面赤，口味苦，脈象洪，可以診斷為心火亢盛等。

②推斷臟腑相兼病變。如脾虛者，面見青色，為木來乘土；心臟疾病患者，面見黑色，為水來乘火等。

### 指導疾病的治療

（1）**指導臟腑用藥**：不同的藥材有不同的顏色與氣味。藥材的五色、五味與五臟的關係是以天然色味為基礎，以不同性能與歸經為依據，按五行歸屬來確定的。

| 五臟 | 對應五色 | 對應五味 |
|------|----------|----------|
| 肝 | 青色 | 酸味 |
| 心 | 赤色 | 苦味 |
| 脾 | 黃色 | 甘味 |
| 肺 | 白色 | 辛味 |
| 腎 | 黑色 | 鹹味 |

除色、味外，還必須結合藥材的四氣（寒、熱、溫、涼）和升、降、浮、沉*等理論綜合分析，辨證應用。

（2）**控制疾病的傳變**：運用五行子母相及和乘侮規律，可以判斷五臟疾病的發展趨勢。一臟受病，可波及其他四臟，他臟有病亦可傳給本臟。因此，在治療時，除對所病本臟進行處理外，還應考慮到其他有關臟腑的傳變關係。根據五行的生剋乘侮規律，來調整其太過與不及，控制其傳變，使其恢復正常的功能活動。

---

* 升降浮沉：指藥物作用的趨向。升是上升，降是下降，浮是發散上行，沉是瀉利下行。升浮藥上行而向外，有升陽、發表、散寒等作用；沉降藥下行而向內，有潛陽、降逆、收斂、清熱、滲濕、瀉下等作用。氣屬於溫熱、味用於辛甘的陽性藥物，大多有升浮作用；如果氣屬於寒涼，味屬於苦酸的陰性藥物，大多有沉降作用。花葉及質輕的藥物大多升浮；子、實及質重的藥物大多能沉降。炮炙方面，酒炒能升，鹽炒能降，薑炒能散，醋炒能收斂。

| 治療原則 | 釋義 | 適應證 |
|---|---|---|
| 滋水涵木法 | 滋養腎陰以養肝陰<br>（又稱滋養肝腎法） | 腎陰虧損而肝陰不足，甚者肝陽偏亢之證 |
| 益火補土法 | 溫腎陽而補脾陽<br>（又稱溫腎健脾法） | 腎陽虛弱而致脾陽不振之證 |
| 培土生金法 | 補脾益氣而補益肺氣<br>（又稱補養脾肺法） | 脾胃虛弱，不能滋養肺臟而致肺虛脾弱之證 |
| 金水相生法 | 滋養肺腎陰虛<br>（又稱補肺滋腎法） | 肺虛不能輸布津液以滋腎，或腎陰不足，精氣不能上滋於肺，而致肺腎陰虛者 |

②根據相剋規律確定治療原則：剋者屬強，被剋者屬弱，因而，在治療上同時採取「抑強扶弱」的方法。

**抑強**：用於相剋太過。抑制其強者，則被剋者的功能自然易於恢復。如肝氣橫逆，犯胃剋脾，出現肝脾不調、肝胃不和之證，稱為木旺剋土，治療宜疏肝、平肝。

**扶弱**：用於相剋不及。如肝虛鬱滯，影響脾胃健運，稱為木不疏土。治療宜和肝為主，兼顧健脾，以加強雙方的功能。

相剋規律確定的常用治療方法如下表所示。

| 治療原則 | 釋義 | 適應證 |
|---|---|---|
| 抑木扶土法 | 以疏肝健脾藥治療肝旺脾虛的方法。如疏肝健脾法、平肝和胃法、調理肝脾法 | 適用於木旺剋土之證 |
| 培土制水法 | 用溫運脾陽或溫腎健脾藥治療水濕停聚為病的方法。又稱敦土利水法、溫腎健脾法 | 適用於脾虛不運、水濕氾濫而致水腫脹滿之證 |
| 佐金平木法 | 是清肅肺氣以抑制肝木的一種治療方法。又稱瀉肝清肺法 | 多用於肝火偏盛，影響肺氣清肅之證（木火刑金） |
| 瀉南補北法 | 即瀉心火滋腎水。又稱滋陰降火法（因心主火，火屬南方；腎主水，水屬北方，故稱本法為瀉南補北法，此為水不制火時的治法） | 適用於腎陰不足，心火偏旺，水火不濟，心腎不交之證 |

（4）**指導針灸取穴**：將手足十二經四肢末端的穴位分屬於五行，即井、滎、輸、經、合五種穴位對應木、火、土、金、水。臨床根據病情的不同，以五行生剋乘侮規律進行選穴治療。

（5）**指導情志疾病的治療**：情志生於五臟，五臟之間有生剋關係，所以情志之間也存在生剋關係。情志在病理上和內臟有密切關係，故在臨床上可以用情志的相互制約關係來達到治療的目的。如「**怒傷肝，悲勝怒……喜傷心，恐勝喜……思傷脾，怒勝思……憂傷肺，喜勝憂……恐傷腎，思勝恐**」（《素問・陰陽應象大論》）。即所謂「以情勝情」。

需要注意的是，並非所有的疾病都可用五行生剋這一規律來治療，機械性的生搬硬套，很可能貽誤診治時機。我們在使用這一理論時，既要正確掌握五行生剋的規律，又要根據具體病情進行辨證施治。

# 第3課 藏象

　　「藏象學說」是研究臟腑形體官竅的型態結構、生理活動規律及其相互關係的學說。它認為人體是以心、肝、脾、肺、腎五臟為中心，以膽、胃、大腸、小腸、膀胱、三焦六腑相配合，以氣血精津液為物質基礎，通過經絡內而五臟六腑、外而形體官竅所構成的五個功能活動系統。

## ＊ 藏象學說

### 什麼是藏象

　　「藏」，是指隱藏於人體內的臟腑器官，包括五臟、六腑和奇恆之腑。「象」一是指內臟的解剖型態；二是指內臟的生理功能、病理變化反映於外的徵象＊。

　　「象」是「藏」的外在反映，是生理和病理現象。「藏」是「象」的內在本質，兩者合成藏象。藏象學說，就是透過觀察人體的生理、病理表現於外的徵候來研究人體臟腑解剖結構、物質基礎、生理功能、病理變化及其相互關係的學說。

### 藏象學說的主要特點

　　藏象學說是以五臟為中心的整體觀，統整以五臟為中心的人體自身的整體性及五臟與外界環境的統一性兩個方面。

---

＊ 徵象：又稱徵候，體徵、病徵，指在進行身體檢查或病理檢查時，能夠提供醫生對醫療進展及疾病狀況的跡象及指標，通常是可客觀測度得到的。徵候與症狀不同，後者為病患主觀感受；徵候則是可客觀觀察的資訊。

下表反映了五臟與形、竅、志、液、時的關係。

| 五臟 | 形 | 竅 | 志 | 液 | 時 |
|---|---|---|---|---|---|
| 心 | 脈 | 面 | 喜 | 汗 | 夏 |
| 肝 | 筋 | 目 | 怒 | 淚 | 春 |
| 脾 | 肉 | 口 | 思 | 涎 | 長夏 |
| 肺 | 皮 | 鼻 | 悲、憂 | 涕 | 秋 |
| 腎 | 骨 | 耳、二陰 | 驚、恐 | 唾 | 冬 |

①以五臟為中心的人體自身的整體性。藏象學說以五臟為中心，認為人體是一個極其複雜的有機整體，人體各組成部分之間在型態結構上不可分割，在生理功能上相互協調，在物質代謝上相互聯繫，在病理變化上相互影響。

②五臟與外界環境的統一性。五臟與外界環境的統一，包括與自然環境和社會環境的統一兩個方面。

## ＊五臟

肝、心（心包絡＊）、脾、肺、腎合稱「五臟」。五臟屬於實體性器官，主「藏精氣」，即生化和儲藏氣血、津液、精氣等精微物質，主導複雜的生命活動。其中，心的生理功能具有主宰作用。

心為君主之官，是五臟六腑之主。

---

＊ 心包絡，即心臟外面的包膜，有保護心臟，代心受邪的作用。外邪侵襲心臟時，首先侵犯心包絡，故心包絡受邪的臨床表現與心是一致的。在溫病學說中，就將外感熱病中所出現的神昏、譫語等病症，稱之為「熱入心包」。

| 心的功能 | 心的病理表現 |
|---|---|
| 主血脈──行血以輸送營養物質；生血，使血液不斷地得到補充<br><br>主藏神──血液是神志活動的物質基礎，心主血脈的功能異常，必然出現神志的改變 | 心氣不足：面色無華、脈象細弱無力 |
| | 心陽不足：舌質淡白胖嫩、自汗（指人體不因勞累、不因天然及穿衣過暖和服用發散藥材等因素而自然汗出） |
| | 心陰不足：五心煩熱、盜汗、心悸、失眠多夢、顴紅、咽乾 |
| | 心血虧虛：面色和舌色淡白無華、脈細無力、心悸心慌 |
| | 心血瘀阻：面色青紫、舌質紫暗有瘀點或瘀斑、脈澀或結代（經脈之氣結止不行）、心前區憋悶或刺痛 |
| | 心火上炎：口舌生瘡、失眠心煩、面紅目赤、小便赤黃有熱感、口渴 |
| | 心不藏神：精神意識思維活動異常，如失眠多夢、神志不寧、譫語、狂亂、反應遲鈍、昏迷 |

## 肺

肺覆蓋著其他臟腑，在五臟六腑中位置最高，故稱為「華蓋」。

| 肺的功能 | 肺的病理表現 |
|---|---|
| 主氣──吸入清氣，呼出濁氣<br><br>主行水──肺氣的宣發和肅降推動全身津液的輸布和排泄<br><br>朝百脈──全身血液經肺的呼吸進行氣體交換後運行於全身<br><br>主治節──肺氣可治理和調節肺的呼吸及全身之氣血津液 | 肺失宣肅<br>①肺氣不宣：鼻塞、咳嗽、惡寒、發熱無汗等<br>②肺失清肅：胸悶、氣促、咳嗽、痰多等 |
| | 肺氣不足<br>①呼吸機能減退：咳嗽、氣短、聲低、息微，甚則喘促、呼吸困難等<br>②水液停聚：咳痰清稀甚則聚痰成飲，甚則水腫<br>③衛陽虛弱：表虛自汗、畏寒等 |
| | 肺陰虧損：乾咳無痰或痰少而黏、氣短、潮熱盜汗、顴紅、五心煩熱，甚則痰中帶血 |

脾

　　脾為倉廩之官，後天之本，與胃相表裡。脾主運化，主生血統血，主升清。

| 脾的功能 | 脾的病理表現 |
| --- | --- |
| 主運化——將水穀轉化為精微，並轉輸到全身<br><br>主生血統血——控制血液在經脈中運行而不外溢<br><br>主升清——將水穀精微等營養物質向上輸入心肺而營養全身。脾氣上升還能維持內臟位置穩定 | 脾氣虛：食欲不振、納食不化、腹脹便溏、四肢倦怠乏力或輕度浮腫 |
| | 中氣下陷：眩暈體倦、內臟下垂、久瀉脫肛、便意頻數、小便淋漓難盡等 |
| | 脾不統血：便血、月經淋漓不斷或忽然大下、月經過多、皮膚出血等各種慢性出血 |
| | 脾陽不振：形寒肢冷、脘腹冷痛、喜熱食、泄瀉、體腫 |
| | 脾虛濕困：脘腹悶痛、四肢困倦、納食減少、口淡乏味或口黏不渴，甚或噁心欲吐、大便不實，甚或浮腫 |
| | 脾陰虛：食欲減退、唇乾口燥、大便秘結、胃脘灼熱、形體消瘦、舌紅少苔等 |

肝

肝為將軍之官，剛臟*，體陰而用陽。

| 肝的功能 | 肝的病理表現 |
| --- | --- |
| 主疏泄——疏通、暢達全身氣機<br><br>主藏血——貯藏血液，調節血量 | 疏泄不及：胸肋、乳房、少腹（小腹兩旁）、前陰等部位脹痛，抑鬱、多疑、善慮 |
| | 疏泄太過：頭目脹痛、面紅目赤、急躁易怒，甚至出現吐血、咯血、昏厥 |
| | 肝血不足：肢體麻木、屈伸不利、筋脈拘急、手足震顫、爪甲枯薄脆裂 |
| | 肝風內動：兩目斜視、四肢抽搐、手足震顫、牙關緊閉、角弓反張（角弓反張：因背部肌肉抽搐而導致身體向後挺仰，狀如彎弓） |
| | 肝陰虧損：脇痛目澀、視力減退、五心煩熱、潮熱盜汗、口燥咽乾 |
| | 肝火上炎：頭暈脹痛、耳鳴、面紅、目赤腫痛、急躁易怒、心煩不眠或多夢、口苦口乾、便秘、尿短黃，或脇肋灼痛 |
| | 肝經濕熱：眼屎增多、右脇肋部脹痛、尿黃、舌紅、苔黃膩 |
| | 肝經風熱：迎風流淚、脾氣暴躁、頭暈眼花 |

---

* 剛臟：肝喜條達舒暢，既惡抑鬱，也忌過亢，肝的所謂「剛臟」之性，主要體現在「肝氣」方面，當受到精神刺激時，使人易於急躁發怒，這叫「肝氣太過」；相反，如果肝氣不足，就會使人產生驚怕的症狀。

腎為先天之本，五臟六腑之本，主一身之陰陽（腎陰*、腎陽*）。

| 腎的功能 | 腎的病理表現 |
| --- | --- |
| 主藏精——貯藏和分配先天之精和後天之精<br><br>主水液——腎陽氣化水液，促進水代謝<br><br>主納氣——攝納肺吸入之氣而調節呼吸 | 腎精不足：牙齒鬆動、生長發育遲緩、性機能減退或早衰、耳鳴、耳聾、衰老加快 |
| | 腎陰不足：潮熱盜汗、五心煩熱、腰膝痠痛、遺精早洩、便秘、心煩不安、口咽乾燥、舌紅少津、脈象細數 |
| | 腎陽不足：畏寒肢冷、腰膝冷痛、性機能減退、泄瀉、面色蒼白、精神萎靡、反應遲鈍等 |
| | 腎氣不足：呼多吸少、氣短喘促、動則喘甚 |

## * 六腑

六腑，屬於管腔類器官，其功能主要是受納和腐熟水穀，傳化和排泄糟粕，故有六腑「以降為順，以通為用」之說。

膽

膽附於肝，內貯膽汁，為肝之精氣所化生，故稱為「精汁」。膽雖為六腑之一，但膽藏精汁，又與五臟藏精氣作用相似，由於這個生理特點，所以膽又屬於「奇恆之腑」。

---

* 腎陰：又稱「真陰」或「元陰」，是指腎的陰氣，也是人體陰氣根本。
* 腎陽：又稱「真陽」或「元陽」，是指腎的陽氣，也是人體陽氣根本。

| 膽的功能 | 膽的病理表現 |
|---|---|
| 助運化——貯藏和排泄膽汁以助運化<br><br>主決斷——影響自我意識和言行上的準確及果敢 | 膽氣上逆：口苦、嘔吐苦水 |
| | 膽汁排泄不暢：肋下脹痛、食慾減退、厭食、腹脹便稀、嘔吐黃綠水 |
| | 肝膽濕熱：肋痛、口苦、黃疸（身黃、目黃、尿黃）等 |
| | 膽氣虛弱：言行失準、優柔寡斷 |
| | 膽熱痰擾：心悸（自覺心跳快而強的不適感）、失眠、遇事易驚、多夢 |

胃因容納飲食物之故稱為「水穀之海」，因氣血津液來源於飲食物化生的營養，故又稱「氣血之海」。

| 胃的功能 | 胃的病理表現 |
|---|---|
| 主受納和腐熟——接受和容納飲食物，初步消化，形成食糜<br><br>主通降——將食糜下傳至小腸 | 胃失通降：納呆（中醫病狀名，指胃的受納功能呆滯，故名，也稱「胃呆」。即消化不良、食慾不振的症狀）脘悶、脹滿疼痛、大便秘結 |
| | 胃氣上衝：噁心、嘔吐、呃逆、噯氣、厭食等 |
| | 胃氣虛弱：胃脘脹痛、厭食納呆、食物消化不良、大便稀溏 |
| | 胃火亢盛：腐熟功能亢進，則消穀善饑、胃中嘈雜、饑腸轆轆 |
| | 胃陰不足：口渴、饑不欲食、胃脘嘈雜（又稱心嘈或嘈心，是胃脘部感覺不適的一種常見症狀，胃中空虛，似飢非飢，似辣非辣，似痛非痛，不可名狀） |

## 小腸

小腸為受盛之官，與心有經絡相通，相為表裡。

| 小腸的功能 | 小腸的病理表現 |
|---|---|
| 主受盛化物——消化水穀，轉化為營養物質 | 化物功能失常：腹脹、腹瀉、便溏（較稀的大便） |
| 主分別清濁——吸收飲食精微，使糟粕向下 | 分別清濁功能失常：水穀混雜、大便稀薄、小便赤短 |

## 大腸

大腸為傳導之官，以通為用，與肺有經脈相連，相為表裡。

| 大腸的功能 | 大腸的病理表現 |
|---|---|
| 主傳導糟粕——再次吸收小腸下移的食物殘渣，形成糞便 | 傳導失常：大便秘結或泄瀉 |
| | 濕熱蘊結：腹痛、裡急後重、下痢膿血 |
| 主津——重新吸收小腸下移的食物殘渣中的水分 | 虛寒：腸鳴、腹痛、泄瀉等 |
| | 實熱：腸道失潤、大便乾燥、秘結不通 |

## 膀胱

膀胱為州都之官，與腎相表裡。

| 膀胱的功能 | 膀胱的病理表現 |
|---|---|
| 貯存尿液——作為容器的作用 | 津液缺乏：小便短少 |
| | 腎氣不固、膀胱失約：尿頻、遺尿、甚至尿失禁 |
| 排泄小便——達到一定容量時，通過腎的氣化作用排出體外 | 腎氣不足，膀胱不利：尿痛、尿澀，甚至癃閉（小便量少，點滴而出，甚至閉塞不通） |

## 三焦

　　三焦是分布於胸腹腔的一個大腑，是指腹腔中的腸繫膜及大小網膜等組織，充填於臟腑之間，結構鬆散，是上焦、中焦、下焦的合稱。三焦為決瀆（疏濬水道）之官。體內氣和水液的升降出入，是以三焦為通道，肺、脾、腎等臟腑協同完成的。

　　●上焦主宣發衛氣、布散精微。上焦因接納精微而布散，稱為「**上焦主納**」。

　　●中焦主運化水穀、化生氣血。因中焦運化精微，稱為「**中焦主化**」。

　　●下焦主分別清濁、排泄廢物。因下焦疏通二便，排泄廢物，稱為「**下焦主出**」。

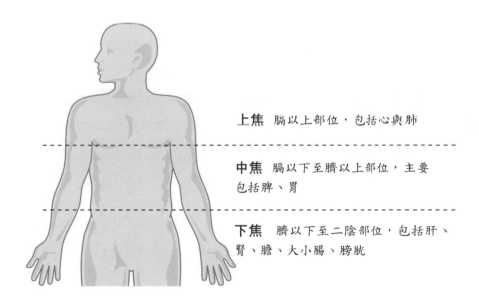

**上焦** 膈以上部位，包括心與肺

**中焦** 膈以下至臍以上部位，主要包括脾、胃

**下焦** 臍以下至二陰部位，包括肝、腎、膽、大小腸、膀胱

## * 奇恆之腑

奇恆之腑，即不同於常規臟腑的腑，型態似腑，中空管腔，功能似臟，主藏精氣。似臟非臟，似腑非腑，故稱為「奇恆之腑」。包括腦、髓、骨、脈、膽、女子胞（子宮）。除膽外，其餘既無表裡臟腑配合，又無五行配屬，但與奇經八脈有關。

### 腦

腦，即腦髓，由髓匯聚而成，故稱「髓海」。腦髓不但與脊髓相通，上至腦，下至尾骶，皆精髓升降之通道，且與全身精微有關。

腦的生理功能：

①腦藏元神：元神由先天之精化生，在人出生之前，隨性而生，藏於腦中。

②腦主精神思維：中醫學認為心主神志，提出元神與心神都與精神、意識、思維活動有關。腦具有主持精神思維活動的功能。

③腦主感覺運動：眼、耳、鼻、口、舌等五臟外竅，皆位於頭面部，感覺歸於腦。腦藏元神，神能馭氣，散動覺之氣於筋而達百節，令之運動，故腦統領肢體運動。

### 髓

髓，指的是骨頭空腔中像膠狀的東西，包括骨髓、脊髓和腦髓。髓以父母的先天之精為物質基礎，在成長過程中得到後天之精（水穀精微）的不斷補充。

髓的生理功能：

①充養腦髓：腦為髓海，先天之精和後天之精不斷的補益充養腦髓。

②滋養骨骼：骨髓能充養骨骼，使之堅壯剛強。故有「骨為髓府，髓藏骨中，骨得髓養」之說。

③化生血液：骨髓是造血器官，骨髓可以生血。

**骨**

骨，指骨腔，內藏骨髓。

骨的生理功能：

①貯藏骨髓。

②支持形體：骨具有堅剛之性，能支持形體，保護臟腑。

③主管運動：筋肉的伸張收縮支配骨骼的收展，形成人體的運動。

**脈**

脈，指脈管，與心在結構上直接相連，為氣血運行的通道。心主血，肺主氣，脈運載血氣，三者合作完成氣血的循環運行。

脈的生理功能：

①運行氣血：脈為血之府，約束和促進氣血循著一定的軌道和方向運行。

②傳遞資訊：心氣推動血液在脈管中流動時產生的搏動，稱為「脈搏」。人體臟腑組織透過動脈血管和靜脈血管與血脈息息相通，氣血之多寡、臟腑功能之盛衰，均可透過脈搏反映出來。因此，脈搏是全身資訊的反映。

**膽**

（見六腑部分，P.032～P.035）

**女子胞**

女子胞即子宮，是女性內生殖器官。女子胞的生理功能有兩個：產生月經、孕育胎兒。

## * 臟腑之間的關係

### 心與肺

　　心主血脈，上朝於肺，肺主宗氣，貫通心脈，兩者相互配合，保證氣血的正常運行，維持機體各臟腑組織的新陳代謝。所以說，氣為血之帥，氣行則血行；血為氣之母，血至氣亦至。

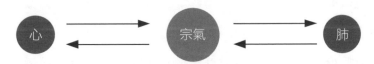

心主行血，有助肺的呼吸

肺主呼吸，推動心的行血

### 心與脾

　　心主血而行血，脾主生血又統血，所以心與脾的關係，主要是主血與生血、行血與統血的關係。

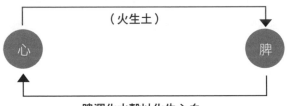

心血滋養、維持脾運

（火生土）

脾運化水穀以化生心血

### 心與肝

　　心主血，肝藏血；心主神志，肝主疏泄，調節精神情志。所以，心與肝的關係，主要是主血和藏血，主神志與調節精神情志之間的相互關係。

　　心與肝之間的關係，主要表現在血液和神志兩個方面。

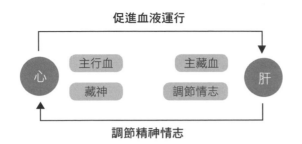

## 心與腎

心腎之間相互依存、相互制約的關係，稱為心腎相交，又稱水火相濟、坎離交濟。心腎這種關係遭到破壞，形成的病理狀態，稱為心腎不交。

心與腎之間，在生理狀態下，是以陰陽、水火、精血的動態平衡為其重要條件。具體表現在水火既濟、精神互用、君相安位（君火、相火各安其位，則心腎上下交濟）三個方面。

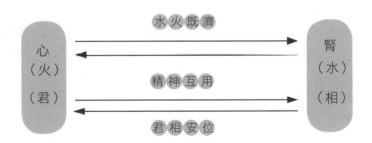

## 肺與脾

脾主運化，為氣血生化之源；肺司呼吸，主一身之氣。脾主運化，為胃行其津液；肺主行水，通調水道，所以脾和肺的關係，主要表現在氣和水之間的關係。

脾和肺的關係主要表現於氣的生成和津液的輸布兩個方面。

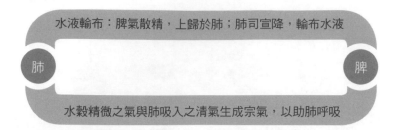

## 肺與肝

　　肝主升發，肺主肅降，肝升肺降，氣機調暢，氣血流行，臟腑安和，所以二者關係到人體的氣機升降。

　　肝和肺的關係主要體現於氣機升降和氣血運行方面。

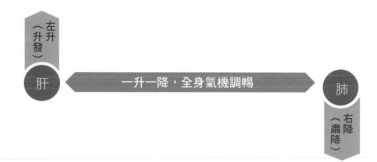

## 肺與腎

　　肺屬金，腎屬水，金生水，故肺腎關係稱之為金水相生，又名肺腎相生。肺為水上之源，腎為主水之臟；肺主呼氣，腎主納氣。所以肺與腎的關係，主要表現在水液代謝和呼吸運動兩個方面。

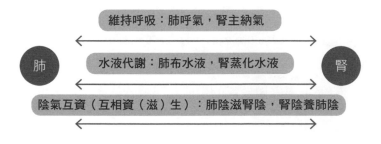

### 肝與脾

肝主疏泄，脾主運化；肝藏血，脾生血統血。因此，肝與脾的關係主要表現為疏泄與運化、藏血與統血之間的相互關係。

肝與脾的關係具體表現在消化和血液兩個方面。

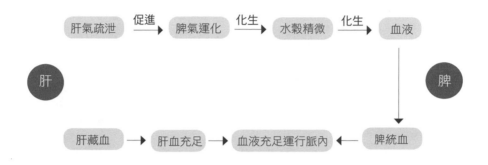

### 肝與腎

肝藏血，腎藏精；肝主疏泄，腎主閉藏。肝腎之間的關係稱之為肝腎同源，又稱乙癸同源。肝腎之間，陰液互相滋養，精血相生。

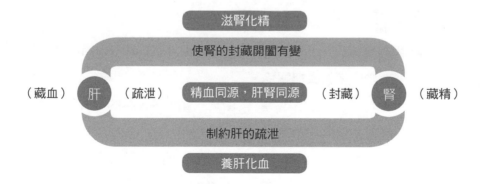

### 脾與腎

脾為後天之本，腎為先天之本，脾與腎的關係是後天與先天的關係。後天與先天是相互資助、相互促進的。

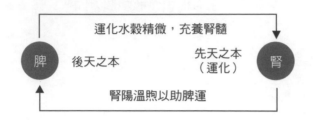

運化水穀精微，充養腎髓

脾　後天之本　　　先天之本（運化）　腎

腎陽溫煦以助脾運

### 心與小腸

心與小腸透過經脈的相互絡屬構成臟腑表裡關係。心主血脈，為血液循行的動力和樞紐；小腸為受盛之官，承受由胃腑下移的飲食物並做進一步消化，分清別濁。心火下移於小腸，則小腸受盛化物、分別清濁的功能得以正常進行。小腸在分別清濁的過程中將清者吸收，透過脾氣升清而上輸心肺，化赤為血，使心血不斷地得到補充。

### 肺與大腸

手太陰肺經屬肺絡大腸，手陽明大腸經屬大腸絡肺，肺和大腸透過經脈的相互絡屬，構成臟腑表裡關係。

肺主氣、主行水，大腸主傳導、主津，故肺與大腸的關係主要表現在傳導和呼吸方面。

**傳導：**大腸的傳導功能有賴於肺氣的清肅下降。肺氣清肅下降，大腸之氣亦隨之降，以發揮其傳導功能，使大便排出。肺主行水、通調水道，與大腸主津、重新吸收剩餘水分的作用相互協作，參與水液代謝的調節，促使大便正常排泄。

**呼吸：**肺司呼吸，肺氣以清肅下降為順。大腸為六腑之一，六腑以通

為用，其氣以通降為貴。肺與大腸氣化相通。肺氣和利，呼吸調勻，則大腸腑氣暢通。反之，大腸之氣通降，肺氣才能維持其宣降之性。

### 脾與胃

脾與胃透過經絡互相聯絡而構成臟腑表裡配合關係。脾胃為後天之本，二者之間的關係，具體表現在納與運、升與降、燥與濕的方面。

**納運相得**：胃的受納和腐熟，是為脾之運化奠定基礎；脾主運化，消化水穀，轉輸精微，是為胃繼續納食提供能源。兩者密切合作，才能完成消化飲食、輸布精微，發揮供養全身之用。

**升降相因**：脾胃居中，為氣機上下升降之樞紐。脾運化和輸布水穀精微，並借助心肺的作用以供養全身。胃主受納腐熟，將受納的飲食物初步消化後，向下傳送到小腸，並透過大腸使糟粕濁穢排出體外，進而保持腸胃虛實更替的生理狀態。

**燥濕相濟**：脾性喜溫燥而惡陰濕，胃性柔潤而惡燥。燥濕相濟，脾胃功能正常，飲食水穀才能消化吸收。

### 肝與膽

肝與膽在五行均屬木，經脈又互相絡屬，構成臟腑表裡關係，主要表現在消化功能和精神情志活動方面。

**消化功能**：肝主疏泄，分泌膽汁；膽附於肝，貯藏、排泄膽汁。肝膽共同合作使膽汁疏泄排到腸道，以幫助脾胃消化食物。

**精神情志**：肝主疏泄，調節精神情志；膽主決斷，與人之勇怯有關。肝膽兩者相互配合、相互為用，人的精神意識思維活動才能正常進行。

### 腎與膀胱

腎為水臟，膀胱為水腑，在五行同屬水。兩者密切相連，又有經絡互相絡屬，構成臟腑表裡相合的關係。

腎司開闔，為主水之臟，主津液，開竅於二陰；膀胱貯存尿液，排泄小便。膀胱的氣化功能，取決於腎氣的盛衰。腎氣充足，固攝有權，則尿液能夠正常生成，並下注於膀胱貯存；膀胱開闔有度，則尿液能夠正常貯存和排泄。腎與膀胱密切合作，共同維持體內水液代謝。

## 第 4 課　精氣血津液神

精、氣、血、津液是生命的基本物質，也是人體臟腑、經絡、形體、官竅生理活動的物質基礎。神是人體生命活動的主宰及其外在總體表現的統稱。神的產生以精、氣、血、津液為基礎，又對這些基本物質的代謝有重要的調節作用。

### ＊ 精

「精」泛指構成人體和維持生命活動的基本物質，分為先天之精和後天之精。先天之精即生殖之精，稟受於父母，構成人體的原始物質。後天之精源於飲食，透過脾胃的運化及臟腑的生理活動化為精微，並轉輸到五臟六腑，故稱為五臟六腑之精。

精的功能大致有五個方面：繁衍生殖、濡潤臟腑、化血、化氣、化神等。

#### （一）繁衍生殖

先天之精是在後天之精的資助下生成的生殖之精，是繁衍後代的物質基礎，其中蘊藏著男女雙方的遺傳信息，對子代的終生發育，如體質的強弱、形體特徵乃至壽命的長短等都有較強的作用。

腎精是產生生殖之精的物質基礎。先天之精與經過臟腑代謝後的後天之精共同貯藏於腎中，組成腎精，隨著腎精的不斷充盛，化生腎氣以促進形體的生長發育，到一定年齡即產生「天癸」這種物質，後者具有促進人體生殖器官發育和生殖能力成熟的作用，使新的個體又具備了生殖機能。因此，腎精不僅產生生殖之精，而且化生腎氣以促進生殖。所以，腎精充足，則生殖能力強；腎精不足，則會導致生殖能力的下降。故「補腎填精」是臨床上治

◆ 生殖之精與腎精的區別

生殖之精雖然以腎精為物質基礎，但二者又有所不同。

‧ 腎精存在於生命的全過程，作為生命的物質基礎，其盛衰對健康有重大影響；生殖之精只存在於育齡期，作為繁衍後代的物質基礎，其品質只對子代產生影響。

‧ 腎精宜藏不宜瀉，而生殖之精則遵循「精滿必泄」的規律，定時或非定時地排出體外。另外，腎精可化為腎氣，分為腎陰和腎陽，推動和調控全身臟腑的功能活動。

療不育、不孕等生殖機能下降的重要方法。

（二）濡潤臟腑

人受水穀之氣而生，飲食經脾胃消化吸收，轉化為精。水穀精微不斷地輸布到五臟六腑等全身各組織器官之中，產生滋養作用，維持人體的正常生理活動。其剩餘部分則歸藏於腎，儲以備用。腎中所藏之精，既貯藏又輸泄，如此生生不息。所以中醫有「久病必窮腎」之說，故疾病後期常需補益腎精。

（三）化血

精生髓，髓可化血，精足則血充，精虧則血虛，故有精血同源之說。此外，精作為生命物質，可單獨存在於臟腑組織中，亦可不斷融合於血液中。所以，臨床上常用血肉有情之品補益精髓以治療血虛證。

（四）化氣

精作為構成人體和維持人體生命活動的有形精微物質，其維持生命活動的形式之一，就是精化氣的轉化過程。先天之精可以化生為先天之氣（元氣），後天之精可以化生為水穀精氣，再加上肺吸入的自然界清氣，

融合而成一身之氣。氣不斷推動和調節控制著人體的新陳代謝，維繫生命活動。精化生氣，氣有保衛機體、抵禦外邪入侵的作用。所以，精足則正氣旺盛，抗病力強，不易受病邪侵襲。

### （五）化神

精是化生神的物質基礎，不管是人體整體生命活動的廣義之神，還是人體心理活動的狹義之神，其產生都離不開「精」這一生命活動的基本物質。如**《靈樞・平人絕穀》所說：「神者，水穀之精氣也。」**因此，只有積精，才能全神，這是生命存在的根本保證。反之，精虧則神疲，精亡則神散，生命活動隨之終結。

## * 氣

「氣」是一種至精至微的物質，是構成自然萬物的原始物質。人和自然萬物一樣，也是天地自然之氣合乎規律的產物。因此，氣也是構成人體生命最基本的物質。

### 人體之氣的生成和分類

人體的氣，從其本源看，是由先天之精氣、水穀之精氣和自然界的清氣三者相結合而成的。氣的生成有賴於全身各臟腑組織的綜合作用，其中與肺、脾胃和腎等臟腑的關係尤為密切。

### （一）肺為氣之主

肺吸入的清氣，與脾胃所運化的水穀精氣，在肺內結合而積於胸中，形成「宗氣」。宗氣通達內外，周流一身，以維持臟腑組織的正常生理功能，並促進了全身之氣的生成。

### （二）脾胃為氣血生化之源

飲食經脾胃化生為水穀之精氣，由脾上輸於肺，散布於全身，以營養五臟六腑，維持正常的生命活動。

### （三）腎為生氣之源

腎藏精氣，為全身之氣的生成奠定物質基礎，還能促進後天之精的生成，使五臟六腑有所稟受而氣不絕。

總之，氣的生成，一靠腎中精氣、水穀精氣和自然界清氣供應充足；二靠肺、脾胃、腎三臟功能的正常，其中以脾、肺更為重要。故臨證所謂補氣，主要是補脾肺兩臟之氣。

人體之氣可分為元氣、宗氣、營氣和衛氣。元氣在生命之初源於父母之精，是生命物質系統中最高層次、最根本的氣，對人體的代謝和機能有推動和調節作用；宗氣、營氣、衛氣均來自後天的水穀精氣與清氣，能供給人體營養和動力。

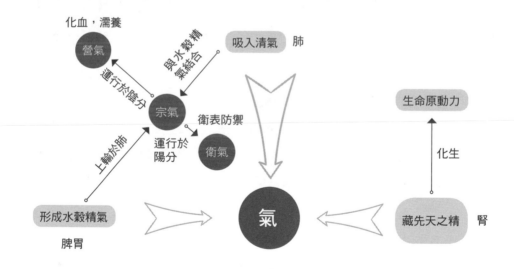

### 氣的功能

### （一）推動作用

氣是活力很強的精微物質，能激發和促進人體的生長發育以及各臟腑、經絡等組織器官的生理功能，能推動血液的生成、運行，以及津液的生成、

輸布和排泄等。

（二）溫煦作用

氣是機體熱量的來源，是體內產生熱量的物質基礎。其溫煦作用是透過激發和推動各臟腑器官生理功能，促進機體的新陳代謝來實現的。氣分陰陽，具有溫煦作用者，謂之陽氣。具體而言，氣的溫煦作用是透過陽氣的作用而表現出來的。

（三）防禦作用

氣的防禦作用是指氣護衛肌膚、抗禦邪氣的作用。人體機能總稱正氣，正氣代表人體的抗病能力，邪氣表示一切致病因素，正氣若不能抵禦邪氣的侵襲，即產生疾病。所以說「正氣存內，邪不可干」。

氣的防禦作用主要表現在三個方面。

①護衛肌表，抵禦外邪。

②正邪交爭，驅邪外出。

③自我修復，恢復健康。

（四）固攝作用

對血液、津液、精液等液態物質有穩固、統攝，以防止無故流失的作用。

①氣能攝血，約束血液，使之循行於脈中，而不至於溢出脈外。

②氣能攝津，約束汗液、尿液、唾液、胃腸液等，調控其分泌量或排泄量，防止其異常流失。

③固攝精液，使之不因妄動而頻繁遺泄。

④固攝臟腑經絡之氣，使之不過於耗失，以維持臟腑經絡的正常功能活動。氣的固攝作用實際上是透過臟腑經絡的作用而實現的。

（五）營養作用

氣能為機體臟腑功能活動提供營養物質，具體表現在三個方面。

①水穀精微為化生氣血的主要物質基礎，氣血是維持全身臟腑經絡機

能的基本物質。因此，水穀精氣為機體生命活動所必需的營養物質。

②氣透過衛氣以溫養肌肉、筋骨、皮膚、腠理。

③氣透過經絡之氣，產生輸送營養、濡養臟腑經絡的作用。

### （六）氣化作用

中醫學上的氣化有雙重含意：一是指自然界六氣的變化；二是泛指人體內氣的運行變化。在氣的作用下，臟腑的功能活動、精氣血津液等不同物質之間相互化生，維持著生命活動。

人體的氣化運動是永恆的，存在於生命過程的始終，所以，氣化運動是生命最基本的特徵。如果氣的氣化作用失常，則會影響整個物質代謝的過程。

## ＊ 血

血是構成人體和維持人體生命活動的基本物質之一。血主於心，藏於肝，統於脾，布於肺，根於腎，在脈內營運不息，充分發揮灌溉一身的生理效應。

### 血的生成

津液和營氣都來自於飲食物經脾和胃的消化吸收而生成的水穀精微。所以，就物質來源而言，水穀精微和精髓是血液生成的主要物質基礎。

血液的化生，除了上述物質基礎，還必須有脾胃、心肺、肝腎等臟腑的共同作用。故臨床上常用補養心血、補益心脾、滋養肝血和補腎益髓等法以治血虛之候。

### 血的循環

血液正常循行需要兩種力量：推動力和固攝力。推動力是血液循環的動力，表現在心主血脈、肺助心行血及肝的疏泄功能方面。固攝力保障血液不

致外溢，體現在脾統血和肝藏血功能方面。這兩種力量的協調平衡維持著血液的正常循行。若推動力量不足，則可出現血液流速緩慢、滯澀，甚者血瘀等改變；若固攝力量不足，則可導致血液外溢，因而產生出血情況。

### 血的功能

#### （一）濡養作用

全身各部分無一不是在血的濡養作用下而發揮功能的。如鼻能嗅、眼能視、耳能聽、喉能發音、手能攝物等，都是在血的濡養作用下完成的。

血的濡養作用可以從面色、肌肉、皮膚、毛髮等方面反映出來。血的濡養作用正常，則面色紅潤、肌肉豐滿壯實、肌膚和毛髮光滑等。當血的濡養作用減弱時，機體除臟腑功能低下外，還可見到面色蒼白或萎黃、肌膚乾燥、肢體或肢端麻木、運動不靈活等臨床表現。

#### （二）化神作用

血是機體精神活動的主要物質基礎。無論何種原因形成的血虛或運行失常，均可以出現不同程度的神志方面症狀。心血虛、肝血虛，常有驚悸、失眠、多夢等神志不安的表現；失血甚者還可出現煩躁、恍惚、癲狂、昏迷等神志失常的改變。可見血液與神志活動有密切關係，所以說**「血者，神氣也」**（《靈樞・營衛生會》）。

## ＊津液

津液是人體一切正常水液的總稱，包括各臟腑組織的正常體液和正常的分泌物，比如胃液、腸液、唾液、關節潤滑液等，也包括代謝產物中的尿、汗、淚等。在體內，除血液之外，其他所有正常的水液均屬於津液範疇。津液以水分為主體，含有大量營養物質，是構成人體和維持人體生命活動的基本物質。

## 津液的生成和代謝

### （一）津液的生成

津液的生成、輸布和排泄，是一個涉及多個臟腑一系列生理活動的複雜生理過程。津液來源於飲食，是透過脾、胃、小腸和大腸消化吸收飲食中的水分和營養而生成的。

津液的生成取決於兩方面的因素：一是充足的飲食物，這是生成津液的物質基礎；二是臟腑功能正常，特別是脾胃、大小腸的功能正常。其中任何一方面因素的異常，均可導致津液生成不足，引起津液虧乏的病理變化。

### （二）津液的輸布與排泄

津液的輸布主要依靠脾、肺、腎、肝、心和三焦等臟腑生理功能的綜合作用而完成。

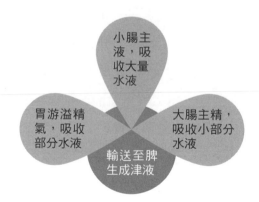

| | | |
|---|---|---|
| | **脾氣散精** 將津液上輸於肺而輸布全身<br>直接將津液向四周布散全身 | |
| | **肺主行水** 宣發功能將津液輸至上部和體表<br>肅降功能將津液輸至臟腑 | 肺氣宣發，將津液輸布<br>到體表，由汗孔排出 |
| **輸布** | **腎主水** 腎陽蒸化調控水液代謝過程<br>代謝水液，清者上升，濁者化為尿液 | 呼氣也帶走部分津液 |
| | **肝主疏泄** 氣機調暢，則氣行水行 | 腎與膀胱配合，形成<br>尿液並排出體外 |
| | **三焦決瀆** 津液運行的通道<br>三焦氣治，則水道通暢 | 大腸排出的糞便也帶<br>走了一些津液 |
| | **心主血脈** 津充脈道，賴心氣推動至全身 | |

右側標記：**排泄**

## 津液的功能

### （一）滋潤濡養

津液具有營養功能。分布於體表的津液，能滋潤皮膚、溫養肌肉，使肌肉豐潤，毛髮光澤；體內的津液能滋養臟腑，維持臟腑的正常功能；注入孔竅的津液，使九竅*滋潤；流入關節的津液，能溫利關節；滲入骨髓的津液，能充養骨髓和腦髓。

### （二）充養血液

津液經孫絡*滲入血脈之中，成為化生血液的基本成分之一。津液使血液充盈，並且濡養和滑利血脈，使血液循環不息。

### （三）調節陰陽

在正常情況下，人體陰陽之間處於相對的平衡狀態。津液作為陰精的一部分，對調節人體的陰陽平衡有著重要作用。

人體根據體內的生理狀況和外界環境的變化，透過津液調節使機體保

---

*九竅包括頭面部的眼、耳、鼻孔和口等七個竅，以及前後二陰。
* 孫絡：從別絡分出最細小的分支稱為孫絡，它的作用同浮絡一樣輸布氣血，濡養全身。

持正常狀態，以適應外界變化。如寒冷的時候，皮膚毛細孔閉合，津液不能排出體外，而下降入膀胱，使小便增多；夏暑季節，汗多則津液減少下行，因此小便減少。機體以此調節陰陽平衡，維持正常生命活動。

（四）排泄廢物

津液在其自身的代謝過程中，能把機體的代謝產物透過汗水、尿液等方式不斷排出體外，使機體各臟腑的氣化活動正常。若這一作用受到損害和發生障礙，就會使代謝產物滯留於體內，因而產生痰、飲、水、濕等多種病理變化。

## * 神

人體之神，是指人體生命活動的主宰及其外在總體表現的統稱。

精、氣、血、津液是生成神的源頭，是神產生的物質基礎。如果人體精、氣、血、津液充足，精神狀態就好，神志、意識都是正常的；如果這些來源不足，人的精神狀態、思維、意識、情感都會出現問題。精、氣、血、津液充足，臟腑功能就強健，神就會旺；精、氣、血、津液不足，臟腑功能減退，神則衰。所以治療神方面的疾患，首先要調整精、氣、血、津液。

神的作用主要有三個。首先，它可以調節精、氣、血、津液的代謝。因為神就是由這些物質產生的，它可以反作用於這些物質，統領調控這些物質在體內的正常代謝。第二，神能調節臟腑的生理功能。第三，神主宰人體的生命活動。人的所有精神活動以及生理運轉都是由神來主宰的。

## * 精、氣、血、津液、神之間的關係

精、氣、血、津液等均是構成人體和維持人體生命活動的基本物質，均賴脾胃化生的水穀精微不斷補充，在臟腑組織的功能活動和神的主宰之

下，它們之間又相互滲透、相互促進、相互轉化。在生理功能方面，它們之間又存在著相互依存、相互制約和相互為用的密切關係。

### 氣與血的關係

氣屬陽，主動，主溫煦；血屬陰，主靜，主濡養。這是氣與血在屬性和生理功能上的區別。但兩者都源於脾胃化生的水穀精微和腎中精氣，在生成、輸布（運行）等方面關係密切。

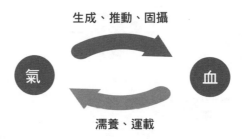

### 氣與津液的關係

氣和津液均源於脾胃所運化的水穀精微，在其生成和輸布過程中有著密切的關係。氣能生津、氣能行津、氣能攝津，同時津也能生氣，也能載氣。

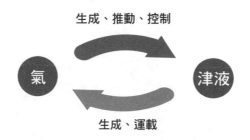

## 精、氣、血、津液之間的關係

精、氣、血、津液之間存在同源、互化等複雜的關係。

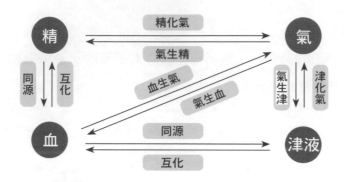

## 精、氣、神之間的關係

　　精、氣、神三者之間存在著相互依存、相互為用的關係。氣能生精、攝精，精能化氣，精、氣化神，神能馭精。因此，精、氣、神三者之間可分不可離，稱為人身「三寶」。

　　精、氣、神的關係可總結為氣能生精、精能化氣、神馭精、氣。

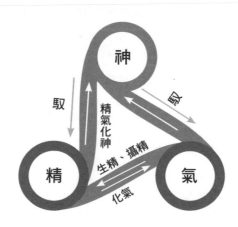

## 第5課 病因

病因可分為外感和內傷兩大類。外感病因，是指由外而入，或從皮毛，或從口鼻，侵入機體，引起外感疾病的致病因素。內傷病因，是指因人的情志或行為不循常度，超過人體自身調節範圍，直接傷及臟腑，導致臟腑氣血陰陽失調。

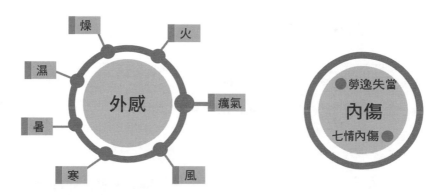

## ＊六淫

### 何為六淫

「六淫」是風、寒、暑、濕、燥、火六種外感病邪的統稱。風、寒、暑、濕、燥、火等六種正常的自然界氣候稱為「六氣」，正常的六氣一般不易使人發病。但如果氣候變化異常，六氣發生太過或不及，或非其時而有其氣（如春天當溫而反寒，冬季當寒而反熱），以及氣候變化過於急驟（如暴寒暴暖），超過了一定的限度，使得機體不能與

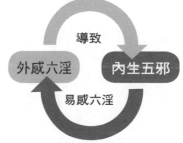

之相適應的時候，就會導致疾病的發生，此時便可稱其為「六淫」。

### 外感六淫與內生五邪

外感六淫屬外感病的致病因素，稱之為外邪。內生五邪，則是指臟腑陰陽氣血失調所產生的內風、內寒、內濕、內燥、內熱（火）等五種病理變化。

外感六淫與內生五邪雖有區別，卻又有密切聯繫。六淫傷人，由表入裡，損及臟腑，則易導致內生五邪之害。內生五邪，臟腑功能失調，則又易感六淫之邪。

### 六淫的性質、特點

| 六淫 | 性質、特點 | 致病表現 |
|---|---|---|
| 風邪 | 性輕揚，善變，為百病之長 | 頭暈頭痛、頭項強痛、口眼歪斜，汗出、惡風；發病急，變化快，來去急速，病程不長；往往被寒、濕、燥、熱等邪依附而一同侵襲人體 |
| 寒邪 | 以寒冷、凝滯、收引為特徵 | 易傷陽而畏寒肢冷、腰脊冷痛、尿清便溏、水腫腹水；寒易凝滯而致氣機阻滯，則胸、脘、腹冷痛或絞痛；寒性收引，可使筋脈收縮拘急作痛、屈伸不利 |
| 濕邪 | 性重濁黏滯、趨下，阻礙氣機，易傷陽氣 | 胸悶脘痞、肢體困重、嘔噁、泄瀉等，分泌物和排泄物如淚、涕、痰、帶下、二便等穢濁不清 |
| 燥邪 | 易傷肺 | 口、鼻、咽、唇等官竅乾燥，皮膚、毛髮乾枯不榮等 |
| 暑邪 | 為火所化，多夾濕 | 多表現出一系列陽熱症狀，如高熱、心煩、面赤、煩躁等 |
| 火邪 | 炎上，傷津耗氣，生風動血 | 致病廣泛，發病急暴，易成燎原之勢。表現出高熱、津虧、氣少、肝風、出血、神志異常等特徵 |

◆ 火

火有生理與病理、內火和外火之分。

生理之火是一種維持人體正常生命活動所必需的陽氣，藏於臟腑之內，具有溫煦生化作用，屬於正氣範疇。病理之火是指陽盛太過，耗散人體正氣的病邪。

病理之火有內火、外火之分。外火，一是感受溫熱邪氣而來，二是風寒、暑、濕、燥等外邪轉化而來；內火多因臟腑功能紊亂，陰陽氣血失調所致。情志過極亦可久鬱化火。

## ＊癘氣

癘氣是一類具有強烈傳染性的病邪。癘氣不是由氣候變化所形成的致病因素，而是一種病原微生物。癘氣經過口、鼻等途徑，由外入內，故也屬於外感病因。癘氣屬於疫，如痄腮、流行性感冒、猩紅熱、白喉、霍亂、鼠疫、愛滋病、禽流感等。六淫和癘氣均屬外感病邪，其性質和致病特點各有不同，但因其所致之病多為火熱之候，故常統稱為外感熱病。

| 癘氣與六淫的區別 | | |
| --- | --- | --- |
| | 癘氣 | 六淫 |
| 性質 | 瘟疫 | 溫病 |
| 致病因素 | 病原微生物 | 氣候變化 |
| 傳染與否 | 傳染 | 不傳染 |

癘氣致病的特點：①發病急驟，病情危篤；②傳染性強，易於流行；③一氣致一病，症狀相似。

---

＊痄腮，即是流行性腮腺炎。通常會造成耳朵下面腫脹疼痛，病原體是一種濾過性病毒，一年四季均可發病，但以冬春兩季發病較多。

## * 七情內傷

「七情」是指喜、怒、憂、思、悲、恐、驚七種正常的情志活動,是人的精神意識對外界事物的反應。七情是人對客觀事物的不同反應,在正常的活動範圍內,一般不會使人致病。只有突然強烈或長期持久的情志刺激,超過人體本身的正常生理活動範圍,使人體氣機紊亂,臟腑陰陽氣血失調,才會導致疾病的發生。

| 七情 | 傷及的臟腑 | 症狀表現 |
|---|---|---|
| 怒 | 肝 | 頭暈頭痛、面赤耳鳴,甚者嘔血或昏厥;腹脹、泄瀉;呃逆、嘔吐 |
| 喜 | 心 | 使心氣渙散,神不守舍,出現乏力、懈怠、注意力不集中,乃至心悸、失神,甚至狂亂等 |
| 悲、憂 | 肺 | 氣弱消減,意志消沉;氣短胸悶、精神萎靡和懶惰等 |
| 思 | 脾 | 納呆、脘腹痞塞、腹脹便溏、心悸怔忡、失眠健忘多夢 |
| 恐 | 腎 | 腎氣不固,氣陷於下,可見二便失禁、精遺骨痿等症 |
| 驚 | 腎 | 神志昏亂,或影響胎兒,造成先天性癲癇 |

## * 飲食失宜

### 飲食不節

過饑,氣血化源缺乏,會導致氣血衰少。氣血不足,則正氣虛弱,易繼發其他病症。過飽,可導致飲食阻滯,出現脘腹脹滿、噯腐泛酸、厭食、吐瀉等食傷脾胃之病。極渴而飲,則聚濕生痰。在疾病過程中,飲食不節也會加重病情。

### 飲食偏嗜

飲食偏嗜包括寒熱偏嗜、五味偏嗜、食物種類偏嗜等三個方面。

### 飲食不潔

進食不潔會引起多種胃腸道疾病，出現腹痛、吐瀉、痢疾等；若進食腐敗變質的有毒食物，可致食物中毒，出現腹痛、吐瀉，甚至昏迷或死亡。

## ＊ 勞逸失度

體力勞動或腦力勞動過度或房勞過度，或過度安逸，完全不勞動不運動，都能成為致病因素而使人發病。

### 過勞

過勞包括勞力過度、勞神過度和房勞過度三個方面。

### 過逸

過逸是指過度安逸。不勞動，又不運動，會使人體氣血運行不暢，筋骨柔脆，脾胃呆滯，體弱神倦，或發胖臃腫，動則心悸、氣喘、汗出等，還可繼發其他疾病。

## ＊ 病理產物

在疾病發生和發展過程中，原因和結果可以相互交替和相互轉化。如痰飲、瘀血、結石等病理產物，如果滯留體內而不去，又可成為新的致病因素，引起各種新的病理變化。

### 痰飲

（一）什麼是痰飲

痰飲是機體水液代謝障礙所形成的病理產物。

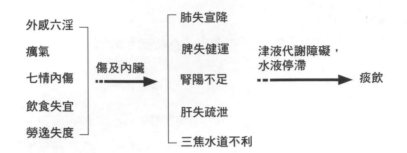

◆ 痰、飲、水三者的區別

稠濁者為痰，清稀者為飲，更清者為水。

（二）痰飲的致病特點

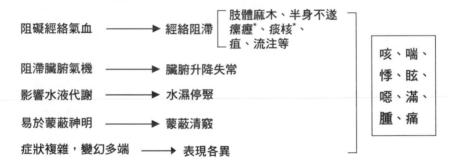

## 瘀血

（一）什麼是瘀血

　　瘀血是指因血行失常，使機體某一局部的血液凝聚而形成的一種病理產物。

---

＊瘰癧：發生於頸部淋巴結的慢性感染性疾病。

＊痰核：泛指體表的侷限性包體。痰核多因脾弱不運，濕痰結聚於皮下而成。

### （二）瘀血是如何形成

一是由於氣虛、氣滯、血寒、血熱等內傷因素，導致氣血功能失調而形成瘀血；二是由於各種外傷或內出血等外傷因素，直接形成瘀血。

### （三）瘀血致病的症狀

①疼痛：一般多刺痛，部位固定不移，且多有晝輕夜重的特徵，病程較長。

②腫塊：腫塊固定不移，在體表呈現青紫或青黃色，在體內為癥積，較硬或有壓痛。

③出血：血色紫暗或夾有瘀塊。

④色紫暗：一是面色紫暗，口唇、指甲青紫等；二是舌質紫暗，或舌有瘀斑、瘀點等。

⑤脈細澀沉弦或結代。

◆ 「血瘀」和「瘀血」的區別

因瘀致病的稱為「血瘀」，因病致瘀的稱為「瘀血」；先瘀後病者為病因，先病後瘀者為病理。由於實際並無重要的意義，故統稱「瘀血」。

### 結石

結石是指停滯於臟腑管腔裡面堅硬如石的物質，是一種砂石樣的病理產物。

### （一）結石是如何形成的

結石的成因較為複雜，機制目前不甚清楚。但飲食服藥不當、情志內傷、久病損傷及體質差異都是致病因素。

### （二）結石的致病特點

①疼痛：常為陣發性疼痛，或為隱痛、脹痛、絞痛。疼痛部位常固定

不移，亦可隨結石的移動而有所變化。

②多發於膽、胃、肝、腎、膀胱等臟腑，也可發生於眼（結膜結石、前房結石）、鼻（鼻石）、耳（耳結石）等部位。

③病程較長，輕重不一。

④阻滯氣機，損傷脈絡。可見局部脹悶痠痛等，程度不一，時輕時重，甚則結石損傷脈絡而出血。

## 第6課 病機

### \* 基本病機

　　疾病的發生、發展與變化，與機體的體質強弱和致病邪氣的性質有密切關係。體質不同，病邪各異。儘管疾病的種類繁多，臨床徵候錯綜複雜，千變萬化，各種疾病、各個症狀都有其各自的機制，但從整體觀來看，不外乎邪正盛衰、陰陽失調、氣血失常、津液代謝失常等。

#### 邪正盛衰

　　在疾病的發展變化過程中，正氣和邪氣的力量對比不是固定不變的，而是在正邪的鬥爭過程中，不斷發生消長盛衰的變化。隨著體內邪正的消長盛衰而形成了病機的虛實變化。

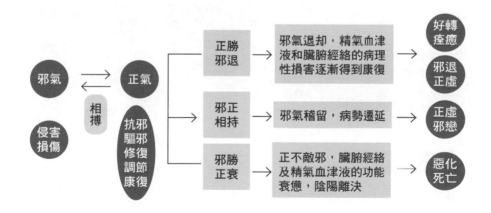

◆ 虛與實

虛：指正氣不足，抗病能力減弱。體質素虛，或疾病後期，或大病久病之後，氣血不足，傷陰損陽，均可導致正氣虛弱。虛證必有臟腑機能衰退的特殊表現，一般多見於疾病的後期和慢性疾病過程中。

實：指邪氣盛而正氣尚未虛衰。實證必有外感六淫或痰飲、食積、瘀血等病邪滯留不解的特殊表現。一般多見於疾病的初期或中期。

## 陰陽失調

陰陽失調，即機體陰陽消長失去平衡。陰陽失調的病理變化，主要表現在陰陽盛衰、陰陽互損、陰陽格拒、陰陽亡失等方面。

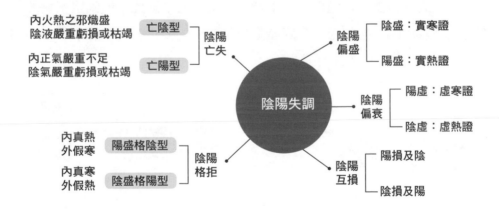

## 氣血失常

氣和血生理上相互依存、相互為用，故病理上也相互影響而導致氣血同病。例如，氣虛則血無以生化，血必因而虛少；氣虛則推動、溫煦血液的功能減弱，血必因而凝滯；氣虛則統攝功能減弱，則血必因外溢而出血。氣滯則血必因而瘀阻；氣機逆亂血必隨氣上逆或下陷，甚則上為吐衄，下為便血、崩漏。

另外，血對氣具有濡養和運載作用，在血液虛虧和血行失常時，也必然影響氣。例如，血虛則氣亦隨之而衰；血瘀則氣亦隨之而鬱滯；血脫則氣無所依而脫逸。

### 津液代謝失常

津液的代謝是一個複雜的生理過程，由多個臟腑的多種生理功能相互協調完成，其中與肺脾腎的關係更為密切。

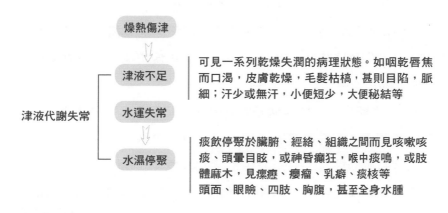

### 內生五邪

內生五邪，指的是在疾病過程中由於自身臟腑功能異常而導致化風、化火、化寒、化燥、化濕的病理變化。因病起於內，故分別稱為內風、內寒、內濕、內燥和內火，統稱為內生「五邪」。

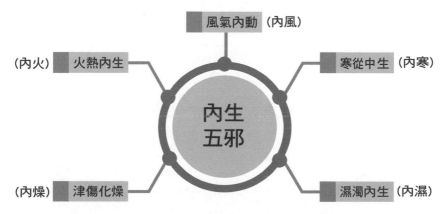

## * 疾病傳變

傳變是疾病本身發展過程中固有的階段性表現，也是人體臟腑經絡相互關係紊亂，依次遞傳的表現。疾病傳變包括病位傳變和病性轉化。

（1）**病位傳變**：指的是某一部位的病變，向其他部位波及擴展，因而引起該部位發生病變。常見的病位傳變包括表裡之間傳變與臟腑之間傳變兩個方面。一般外感病發生於表，其傳變是自表入裡、由淺而深。內傷病起於臟腑，其傳變是由患病臟腑波及其他臟腑。

掌握病位的傳變規律，可以在疾病已發而未深或微而未甚之時，便能見微知著，掌握發展趨向與時機治療，以防止疾病進一步發展與傳變，使疾病在初期階段治癒。

（2）**病性轉化**：一切疾病及其各階段的證候，其主要性質，不外寒、熱、虛、實四種。疾病在發展過程中，可以出現兩種情況：一是病變始終保持發病時原有的性質，只是發生程度的改變；二是改變了發病時原有的性質，轉化為相反的性質。病性的轉化，通常指第二種情況，包括虛實轉化與寒熱轉化。

## 第7課 疾病的防治

### ✽ 疾病的預防

預防，就是採取一定的措施，防止疾病的發生和發展，《黃帝內經》稱之為「治未病」。治未病包括未病先防、既病防變兩個方面。

### ✽ 疾病的治則

治則是治療疾病時所必須遵循的法則，在整體觀念和辨證論治理論指導下，根據四診（望、聞、問、切）所獲得的客觀資料，對疾病進行全面性分析、綜合與判斷，進而制定出來的對臨床立法、處方、用藥等治療規律。

中醫認為**「治病必求於本」**（《素問·陰陽應象大論》），就是在治療疾病時必須尋找出疾病的根本原因，掌握疾病的本質，並針對疾病的根本原因進行治療。這是中醫治病最基本的原則。

## 正治與反治

|  | 正治 | 反治 |
|---|---|---|
| 概念 | 逆其疾病徵候而治 | 順從疾病徵候而治 |
| 適用疾病 | 疾病的徵候與其本質一致的病證 | 疾病的徵候與其本質不相一致的病證 |
| 應用 | 寒者熱之：寒證用溫熱藥 | 熱因熱用：用熱性藥治假熱之證 |
| | 熱者寒之：熱證用寒涼藥 | 寒因寒用：用寒性藥治療假寒之證 |
| | 虛者補之：虛證用補益藥 | 塞因塞用：用補益藥治閉塞不通之證 |
| | 實者瀉之：實證用瀉法瀉其邪 | 通因通用：用通利藥治實性通泄之證 |
| | 食積之證用消導法、水飲停聚證用逐水法、血瘀證用活血化瘀法、蟲積證用驅蟲法等 | |

## 治標與治本

|  | 緩則治本 | 急則治標 | 標本同治（標本兼顧） |
|---|---|---|---|
| 適用病證 | 慢性疾病，或當病勢向癒，正氣已虛，邪尚未盡之際 | 病情嚴重，或疾病發展過程中出現危及生命的某些證候時 | 標病和本病錯雜並重時 |
| 舉例 | 如氣虛自汗，氣虛為本，自汗為標，單用止汗劑難以奏效，應固表以治本 | 如大失血，由於病勢危急，故應以止血治標為首務，待血止後再治出血之因以圖本 | 如痢疾患者，飲食不進是正氣虛（本），下痢不止是邪氣盛（標）。此時標本俱急，須以扶正藥與清化濕熱藥並用 |

### 調整陰陽

|  | 具體方法 | 舉例 |
|---|---|---|
| 損其有餘 | 瀉其陽盛 | 陽盛所致的實熱證，應當清瀉陽熱，治熱以寒 |
| | 損其陰盛 | 陰盛所致的實寒證，應當溫散陰寒，治寒以熱 |
| 補其不足 | 陽病治陰<br>陰病治陽 | 陰虛所致的虛熱證，採用「陽病治陰」的原則，滋陰以制陽亢。陽虛所致的虛寒證，採用「陰病治陽」的原則。陰虛者補陰，陽虛者補陽，以平為期 |
| | 陽中求陰<br>陰中求陽 | 根據陰陽互根的理論，臨床上治療陰虛證時，在滋陰劑中適當佐以補陽藥，即所謂「陽中求陰」；治療陽虛證時，在補陽劑中適當佐以滋陰藥，即所謂「陰中求陽」 |
| | 陰陽雙補 | 由於陰陽互根，所以陰虛可累及陽、陽虛可累及陰，故出現陰陽兩虛的病證，治療時當陰陽雙補 |

### 扶正祛邪

|  | 適用病證 | 舉例 |
|---|---|---|
| 扶正 | 以正虛為主而邪不盛實的虛證 | 氣虛、陽虛證，宜採取補氣、壯陽法治療；陰虛、血虛證，宜採取滋陰、養血法治療 |
| 祛邪 | 以邪實為主而正未虛衰的實證 | 汗法、吐法、下法、清熱、利濕、消導、行氣、活血等治法 |
| 先攻（祛邪）<br>後補（扶正） | 雖邪盛、正虛，但正氣尚可耐攻 | 如瘀血所致的崩漏證，因瘀血不去，出血不止，故應先活血化瘀，然後再進行補血 |

（續表）

| | 適用病證 | 舉例 |
|---|---|---|
| 先補（扶正）後攻（祛邪） | 正虛邪實的虛實錯雜證而正氣虛衰不耐攻 | 如臌脹病，當正氣虛衰為主要病因，正氣又不耐攻伐時，必須先扶正，待正氣適當恢復，能耐受攻伐時再瀉其邪，才不致發生意外事故 |
| 攻（扶正）補（祛邪）兼施 | 正虛邪實，但二者均不甚重的病證 | 氣虛感冒應以補氣為主兼解表。若以邪實為主，單攻邪易傷正，單補正又易戀邪，故應祛邪為主兼扶正 |

### 調理精、氣、血、津液

　　精氣血津液是臟腑經絡機能活動的物質基礎，各自失調或互用關係失調就會引發病證，可以透過調理以達到平衡。

---

＊ 臌脹病：臌脹是指腹部脹大如鼓的病證。現代西醫學的肝硬化腹水及其他原因引起的腹水與本病證相當。目前認為，臌脹的病因主要由於酒食不節、情志所傷、勞欲過度、感染血吸蟲，以及黃疸、結聚失治等。其病機則為肝、脾、腎三臟功能障礙，導致氣滯、血瘀、水停，積於腹內而成。

第二章

# 中醫診斷
# 治病先識病

# 四診法
## ——中醫診斷的「四大法器」

　　四診也叫診法，是中醫診察疾病的四種基本方法，包括望診、聞診、問診、切診。中醫診斷學的基本觀點是四診合參，就是在診斷疾病時，必須將望、聞、問、切四診所搜集的全部資料綜合起來，進行全面分析，不能以其中的一診代替四診，同時在診斷時要注重患者的症狀、體徵與病史的收集。

## ＊ 望診

　　望診，是醫師對人體全身和局部的一切可見徵候以及排出物等進行有目的的觀察，以了解健康或疾病狀態。

　　望診分為整體望診、局部望診、望舌、望排出物等。只要能用眼睛看到的都要觀察，包括患者的神色、體型、皮膚顏色、大便、小便、痰的狀態等，特別是要觀察舌和小便的變化。

### 整體望診

　　整體望診是觀察患者全身的神、色、形、態變化來了解疾病情況。

### 1.望神：觀察患者的精神狀態和機能狀態

| 狀態 | 表現 |
|---|---|
| 有神 | 神志清楚，語言清晰，面色紅潤，表情豐富自然，目光明亮，動作靈活，體態自如，呼吸平穩 |
| 失神 | 精神萎靡，言語不清，面色晦暗，表情淡漠或呆板，反應遲鈍，動作失靈，強迫體位，呼吸氣微或喘，神志失常 |
| 假神 | 垂危患者出現的精神暫時好轉的假象，表現為久病重病的人突然有精神、目光轉亮、言語不休、想見親人，類似我們經常說的迴光返照 |
| 神氣不足 | 精神不振、健忘困倦、動作遲緩等 |

### 2.望色：觀察患者面部顏色和光澤的一種望診方法

（1）常色正常生理狀態下面部明亮潤澤、隱然含蓄。

（2）病色疾病狀態下的面部顏色與光澤，有青、黃、赤、白、黑五種。

| 病色 | 相關病證 |
|---|---|
| 青色 | 多與寒證、痛證、瘀血證、驚風證、肝病有關 |
| 黃色 | 多與濕證、虛證有關 |
| 赤色 | 多與熱證有關 |
| 白色 | 多與虛證有關 |
| 黑色 | 多與腎虛證、水飲證、寒證、痛證及瘀血證有關 |

### 3.望姿態

正常人的姿態舒適自然，運動自如，反應靈敏。病者的姿態則會出現異常變化。

| 姿態的變化 | 意義 |
|---|---|
| 彎腰屈背 | 多為腹痛 |
| 以手護腰，轉動艱難 | 多為腰腿痛 |
| 以手護心，不敢行動 | 多為真心痛 |
| 捧頭 | 多為頭痛 |
| 四肢抽搐拘攣 | 多見於痙病、癇證、破傷風、狂犬病等 |
| 手足軟弱無力 | 多為痿證 |
| 關節腫大或痛 | 多為痺證 |
| 四肢麻木不仁，或痿軟 | 多為癱瘓 |
| 突然昏倒，而呼吸却能自主 | 多為厥證 |

### 4.望形體

望形體是醫生對患者身體的強弱胖瘦、體型特徵、軀幹四肢、皮肉筋骨等的望診。

| 姿態的變化 | 意義 |
|---|---|
| 彎腰屈背 | 身體強壯 |
| 以手護腰，轉動艱難 | 身體虛弱 |
| 以手護心，不敢行動 | 氣虛、多痰，易患中風、眩暈 |
| 捧頭 | 陰虛、多火，易患虛勞咳嗽 |

## 局部望診

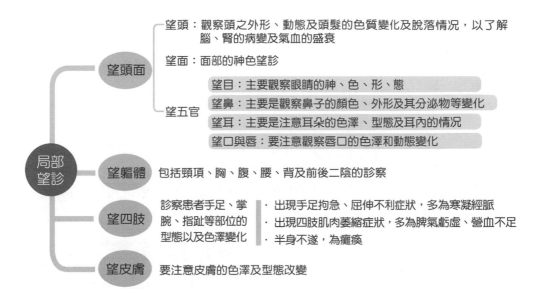

| | | |
|---|---|---|
| 局部望診 | 望頭面 | 望頭：觀察頭之外形、動態及頭髮的色質變化及脫落情況，以了解腦、腎的病變及氣血的盛衰 |
| | | 望面：面部的神色望診 |
| | | 望五官 |

望五官：
- 望目：主要觀察眼睛的神、色、形、態
- 望鼻：主要是觀察鼻子的顏色、外形及其分泌物等變化
- 望耳：主要是注意耳朵的色澤、型態及耳內的情況
- 望口與唇：要注意觀察唇口的色澤和動態變化

望軀體：包括頸項、胸、腹、腰、背及前後二陰的診察

望四肢：診察患者手足、掌腕、指趾等部位的型態以及色澤變化
- 出現手足拘急、屈伸不利症狀，多為寒凝經脈
- 出現四肢肌肉萎縮症狀，多為脾氣虧虛、營血不足
- 半身不遂，為癱瘓

望皮膚：要注意皮膚的色澤及型態改變

## 望舌

舌診以望舌為主，主要是望舌質和望舌苔。正常的舌象：舌體柔軟，運動靈活自如，顏色淡紅而紅活鮮明；舌苔淡白潤澤，顆粒均勻，乾濕適中，不黏不膩；即淡紅舌、薄白苔。

### 1.望舌質

（1）舌色：就是舌質的顏色。除淡紅色為正常舌色外，其餘都是主病之色。

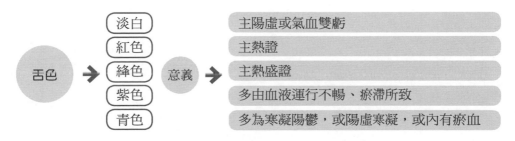

| 舌色 | | 意義 |
|---|---|---|
| 淡白 | | 主陽虛或氣血雙虧 |
| 紅色 | | 主熱證 |
| 絳色 | | 主熱盛證 |
| 紫色 | | 多由血液運行不暢、瘀滯所致 |
| 青色 | | 多為寒凝陽鬱，或陽虛寒凝，或內有瘀血 |

（2）舌神：舌神主要表現在舌質的榮潤和靈動方面。觀察舌神之法，關鍵在於辨榮枯。

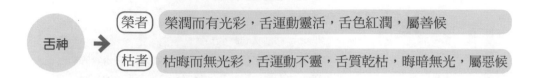

舌神 →

榮者 榮潤而有光彩，舌運動靈活，舌色紅潤，屬善候

枯者 枯晦而無光彩，舌運動不靈，舌質乾枯，晦暗無光，屬惡候

### 2.望舌苔

正常的舌苔是由胃氣上蒸所導致的。所以胃氣的盛衰，可以從舌苔上反映出來。望舌苔應注意苔色和苔質兩方面的變化。

| 苔色 | 意義 |
| --- | --- |
| 白苔 | 一般常見於表證、寒證 |
| 黃苔 | 一般主裡證、熱證 |
| 灰苔 | 灰苔就是淺黑色，主裡證，常見於裡熱證，也可見於寒濕證 |
| 黑苔 | 多屬危重病 |

苔質　意義 →

**厚薄**
以「見底」和「不見底」為標準。透過舌苔隱約可見舌質為「見底」，即為薄苔。有病而見薄苔為疾病初起或病邪在表。不能透過舌苔見到舌底，即為厚苔，多為病邪入裡，或胃腸積滯，病情較重

**潤燥**
滑苔：捫之濕而滑利，甚至伸舌涎流欲滴，為有濕有寒
燥苔：捫之無津，多見於津液不能上乘，如熱盛傷津、陽虛不能化津等

**腐膩**
腐苔：苔厚而顆粒粗大疏鬆，形如豆腐渣堆積舌面，揩之可去。常見於痰濁、食積，且有胃腸鬱熱之證
膩苔：苔質顆粒細膩緻密，揩之不去，刮之不脫，上面罩一層膩狀黏液。多見於痰飲、濕濁內停等證

**剝落**
剝落苔：舌苔忽然全部或部分剝脫，剝處見底。若全部剝脫，不生新苔，多由於胃陰枯竭、胃氣大傷、毫無生發之氣所致，皆屬胃氣將絕之危候。若舌苔剝脫不全，剝處光滑，餘處斑斑駁駁地殘存舌苔，稱花剝苔，是胃之氣陰兩傷所致。舌苔從有到無，是胃的氣陰不足、正氣漸衰的表現；但舌苔剝落之後，復生薄白之苔，乃邪去正勝、胃氣漸復之佳兆

**有根無根**
有根苔：無論苔之厚薄，若緊貼舌面，似從舌裡生出者是為有根苔。表示病邪雖盛，但胃氣未衰
無根苔：若苔不著實，似浮塗舌上，刮之即去，非如舌上生出者，又叫假苔。表示胃氣已衰

## 望排出物

望排出物是觀察患者的分泌物和排泄物，如痰涎、嘔吐物、大小便、涕唾、汗、淚、帶下等。

### 1.望痰涎

痰涎是機體水液代謝障礙的病理產物。

●熱痰：痰黃黏稠，堅而成塊。

●寒痰：痰白而清稀，或有灰黑點。

●濕痰：痰白滑而量多，易咳出。

●燥痰：痰少而黏，難於咳出。

●痰中帶血：燥邪傷肺，甚者咳吐鮮血。

●口常流黏涎：多屬脾蘊濕熱。

## 2.望嘔吐物

●寒嘔：嘔吐物清稀無臭。多由脾胃虛寒或寒邪犯胃所致。

●熱嘔：嘔吐物酸臭穢濁。多因邪熱犯胃，胃有實熱所致。

●嘔吐痰涎清水、量多：多是痰飲內阻於胃。

●嘔吐未消化的食物：腐酸味臭，多屬食積。

●嘔吐頻發頻止，嘔吐不化食物而少有酸腐：為肝氣犯胃所致。如果嘔吐黃綠苦水，因肝膽鬱熱或肝膽濕熱所致。

●嘔吐鮮血或血紫暗有塊，夾雜食物殘渣：多因胃有積熱或肝火犯胃，或素有瘀血所致。

## 3.望大便

望大便，主要是觀察大便的顏色、性質與量。

●正常大便：色黃，呈條狀，乾濕適中，便後舒適。

●大便燥結：多見於熱證。

●大便乾結如羊屎，排出困難，或多日不便：多見於陰血虧虛。

●大便如黏凍而夾有膿血且兼腹痛，裡急後重：多見於痢疾。

●便黑如柏油：多見於胃絡出血。

●便綠色：多見於小兒消化不良。

大便下血分兩類

　　大便下血，有兩種情況：先血後便，血色鮮紅，是近血，多見於痔瘡出血；先便後血，血色褐黯，是遠血，多見於胃腸病。

### 4.望小便

觀察小便時要注意顏色、尿質和尿量的變化。

- 正常小便：顏色淡黃，清淨不濁，尿後有舒適感。
- 小便清長量多，伴有形寒肢冷：見於寒證。
- 小便短赤量少，伴灼熱疼痛：見於熱證。
- 膏淋：尿混濁像膏脂或有滑膩之物。
- 石淋：尿有沙石，小便困難而痛。
- 血淋：尿血，伴有排尿困難而灼熱刺痛。
- 尿混濁如米泔水，形體日瘦，多因脾腎虛損所致。
- 尿中帶血：為熱傷血絡，多因下焦熱盛所致。

## ＊ 聞診

　　聞診是醫生以聽覺和嗅覺對患者發出的聲音和體內排泄物散發的各種氣味進行診察，藉以辨別患者內在的病情。

### 聽聲音

- 正常聲音：發聲自然，音調和暢，剛柔相濟。
- 病變聲音

**語言異常**

語聲高亢洪亮，多言而躁動 —○ 實證、熱證

聲音常兼重濁 —○ 感受風、寒、濕諸邪

語聲低微無力，少言而沉靜 —○ 虛證、寒證或邪去正傷之證

沉默寡言 —○ 虛證、寒證

煩躁多言 —○ 實證、熱證

語聲低微，時斷時續 —○ 虛證

**呼吸異常**

喘
發作急驟，呼吸深長，聲高息粗 —○ 實喘（風寒襲肺或痰熱壅肺）
發作緩慢，聲低氣怯，動則喘甚 —○ 虛喘（肺氣不足、肺腎虧虛）

哮
急促似喘，喉間有哮鳴音，反覆難癒
多因痰飲內伏，復感外邪，或久居濕地，或過食酸鹹生冷誘發

短氣
虛證兼有形瘦神疲，為體弱或元氣虧損所致
實證兼有呼吸聲粗或胸腹脹滿，多因痰飲、氣滯、胃腸積滯所致

少氣
氣少不足，言語無力，多因久病體虛或肺腎氣虛所致

鼻鼾
無其他明顯症狀者，多因慢性鼻病或睡姿不當所致
昏睡不醒者，多屬高熱神昏，或中風入臟之危候

**咳嗽**

咳聲重濁沉悶 —○ 實證（寒痰濕濁停聚於肺，肺失肅降所致）

咳聲輕清低微 —○ 虛證（久病耗傷肺氣，失於宣降所致）

咳聲重濁，痰白清稀，鼻塞不通 —○ 風寒襲肺，肺失宣降所致

咳嗽聲高響亮，痰稠色黃，不易咳出 —○ 熱證（熱邪犯肺傷津所致）

咳嗽痰多，易於咳出 —○ 痰濁阻肺所致

咳無痰或痰少而黏，不易咳出 —○ 燥邪犯肺或陰虛肺燥所致

咳呈陣發連續不斷，咳止時常伴有雞鳴樣回聲 —○ 又稱「百日咳」，
多因風邪與痰熱搏結所致，常見於小兒

咳聲如犬吠，伴聲音嘶啞、呼吸困難、喉中有白膜生長 —○ 時行疫
毒攻喉所致，多見於「白喉」

嘔吐

吐勢徐緩，聲音微弱，嘔吐物清稀 —— 虛寒證（脾胃陽虛，脾失健運，胃失和降，胃氣上逆所致）

吐勢較猛，嘔吐出黏稠黃水，或酸或苦 —— 實熱證（邪熱犯胃，胃失和降，胃氣上逆所致）

嘔吐呈噴射狀 —— 熱擾神明，或因頭顱外傷，或腦髓有病

嘔吐酸腐食物 —— 傷食（暴飲暴食，食滯胃脘所致）

共同進餐者多人發生吐瀉 —— 食物中毒

朝食暮吐，暮食朝吐 —— 脾胃陽虛證

口乾欲飲，飲後則吐 —— 飲邪停胃，胃氣上逆所致

此外，呃逆、噯氣*、嘆氣、噴嚏、腸鳴*等狀況，也是聞診時不可忽視的方面。

---

* 噯氣，《素問》稱「噫」。《傷寒論》中稱「噫氣」。《景岳全書・雜證謨》謂：「噫者，飽食之息，即噯氣也」。噯氣，氣味酸腐而臭者，叫噯腐。噯氣與呃逆不同，噯氣聲音沉長，是氣從胃中上逆；呃逆聲音急而短促，發自喉間。

* 腸鳴，又稱腹鳴，是指腸動有聲而言。首見於《素問・臟氣法時論》。亦稱為「腸中雷鳴」、「腸為之苦鳴」等。《證治準繩》、《張氏醫通》、《辨證錄》、《雜病源流犀燭》等對此症均有論述。腸鳴為氣機不和病變之一，與脾、胃、肝、腎及大腸關係密切。

### 嗅氣味

嗅氣味，主要是嗅患者病體、排出物、病室各方面的異常氣味，藉以了解病情，判斷疾病的寒熱虛實。

嘔吐物味臭穢 ——○ 胃熱熾盛

嘔吐物腥臭，夾有膿血 ——○ 胃痛

嘔吐物為清稀痰涎，無臭無腥 ——○ 脾胃有寒

噯氣酸腐 ——○ 胃脘熱盛或宿食停滯於胃而化熱

小便臊臭，色黃混濁 ——○ 實熱證

小便清長，微有腥臊 ——○ 虛證、寒證

大便惡臭，黃色稀便或赤白膿血 ——○ 大腸濕熱內盛

小兒大便酸臭，有不消化食物 ——○ 食積內停

大便溏瀉，且氣腥 ——○ 脾胃虛寒

口臭 ——○ 胃熱；口臭特別嚴重的，考慮臟腑化膿性病變或癌症

痰有膿血、有臭氣 ——○ 肺熱

痰有膿血、無臭氣 ——○ 肺陰虛

鼻涕稠濁腥臭 ——○ 肺胃鬱熱，如鼻淵

大便酸臭 ——○ 腸有積熱

小便混濁而臊臭 ——○ 下焦濕熱

白帶稠黏穢臭 ——○ 濕熱

白帶稀薄而腥 ——○ 寒證

白帶清稀而無氣味 ——○ 虛證

## ＊ 問診

問診，是醫者透過詢問患者或陪診者，以便了解疾病的發生、發展、

治療經過、現在症狀和其他與疾病有關的情況，解此判斷並診察疾病的方法。問診內容主要包括：一般項目、主訴和病史、現在症狀等。明代醫學家張景岳在整理古醫書問診要點的基礎而寫成《十問歌》，清代陳修園又將其略作修改補充：

一問寒熱二問汗，三問頭身四問便，

五問飲食六胸腹，七聾八渴俱當辨，

九問舊病十問因，再兼服藥參機變，

婦女尤必問經期，遲速閉崩皆可見，

再添片語告兒科，天花麻疹全占驗。

《十問歌》內容言簡意賅，可作為問診參考。但在實際問診中，還必須根據患者的具體病情靈活而有重點地詢問，不能千篇一律地機械套問。

問診時要做到恰當準確，簡要而無遺漏，應當遵循兩個原則。

**確定主訴**：問診時，應首先明確了解患者的主訴是什麼。因為主訴反映的多是疾病的主要問題。抓住了主訴，就是掌握了主要問題，然後圍繞主要症狀進行分析歸納，初步得出所有可能出現的疾病診斷，再進一步圍繞可能的疾病診斷進行詢問，以便最終得出確定的臨床診斷或印象診斷。

**問辨結合**：一邊問，一邊對患者或陪診者的回答加以分析辨證，採取類比的方法，與相似證中的各方面加以對比，缺少哪些情況的證據就再進一步詢問哪些方面，可以使問診的目的明確，做到詳而不繁、簡而不漏，搜集的資料全面準確。問診結束時，醫生的頭腦就會形成一個清晰的印象診斷或結論。

## ＊ 切診

切診包括脈診和按診兩方面的內容，脈診是按脈搏；按診是在患者身

體上特定的部位進行觸、摸、按壓，以了解疾病的內在變化或體表反應，進而獲得辨證資料的一種診斷方法。

**脈診**

脈診是透過按觸人體不同部位的脈搏，以體察脈象變化的切診方法，又稱切脈、診脈、按脈、持脈。脈象的形成與臟腑氣血密切相關，若臟腑氣血發生病變，血脈運行就會受到影響，脈象就有變化。

### 1.寸關尺的定位

寸口脈，即橈動脈腕後淺表部分，分為寸、關、尺三部。雙手寸關尺的脈象，分別與不同的五臟六腑相關聯。

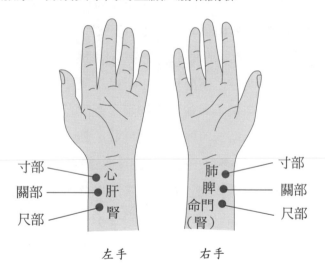

寸部 —— 心
關部 —— 肝
尺部 —— 腎

肺 —— 寸部
脾 —— 關部
命門（腎）—— 尺部

左手　　　右手

### 2.診脈的手法

把成人脈是以三指定位，先用中指按壓高骨（橈骨莖突）部位的橈動脈定「關」，以食指在關前（遠心端）定「寸」，無名指在關後（近心端）定「尺」，三指呈弓形斜按在同一水平面，以指腹按觸脈體。如果是小孩，寸口部狹小，可用一指（拇指）定關法，不用細分三部。三歲以下

小孩則可用望指紋代替切脈。

在診脈的時候，會使用到舉、按、尋的手法，這是三種不同的操作手法，雖可結合使用，但不能相混。

**舉法**：指手指較輕地按在寸口脈搏跳動部位以體察脈象。用舉的指法取脈又稱為「浮取」。

**按法**：指手指用力較重，甚至按到筋骨以體察脈象。用按的指法取脈又稱為「沉取」。

**尋法**：尋即尋找的意思，指醫生手指用力不輕不重，按至肌肉，並調節適當指力，或左右推尋，以細細體察脈象。

另外，在使用幾根手指上，還分總按和單按。

**總按**：即三指同時用大小相等的指力診脈的方法，從總體上辨別寸關尺三部和左右兩手脈象的型態、脈位、脈力等。

**單按**：用一個手指診察一部脈象的方法。主要用於分別了解寸、關、尺各部脈象的位、次、形、勢等變化特徵。

### 切脈不得低於50動（次）

指醫生對病人診脈的時間一般不應少於50次脈跳的時間。每次診脈每手應不少於1分鐘，兩手以3分鐘左右為宜。

診脈時間過短，就不能仔細辨別脈象的節律等變化；然而診脈時間過長，則會因指壓過久亦可使脈象發生變化，所診之脈有可能失真。

古人提出診脈需要診「五十動」，其意義有二：

一是有利於仔細辨別脈搏的節律變化，了解脈搏跳動50次中有沒有出現脈搏節律不齊的促、結、代等脈象，或者是否有時快時慢、三五不調的脈象，如果在脈跳50次中不見節律不齊的脈象，則以後的脈搏跳動也幾乎相似了。

二是提醒醫者在診脈時態度要嚴肅認真，不得隨便觸按而草率了事，正如張仲景所說：「動數發息，不滿五十，短期未知決診……夫欲視死別生，實為難矣！」

### 3.脈象的歸類

自從診脈手法發明以來，手法眾多，眾說紛紜，慢慢總結出28種常見脈象：浮脈、沉脈、遲脈、數脈、滑脈、澀脈、虛脈、實脈、長脈、短脈、洪脈、微脈、緊脈、緩脈、弦脈、芤脈、革脈、牢脈、濡脈、弱脈、散脈、細脈、伏脈、動脈、促脈、結脈、代脈、疾脈（大脈）。

現代診脈，基本都是以這28種脈象為基準的，再加上健康的平脈，一共29種。其中浮脈、沉脈、遲脈、數脈、虛脈、實脈、滑脈、澀脈等八脈為綱領脈，同時也是比較容易掌握的8種脈象，這裡我們重點介紹。

### 浮脈——主表證

浮脈，就是脈搏浮在表面的意思，用手輕觸就能清晰感覺到脈搏的存在。略微用力時，有一種按到漂浮在水中的小木棍一樣的感覺，按之下沉，力度減輕後又浮起來。如果用力按，會發現脈搏的跳動又弱了不少，即「舉之有餘，按之不足」。

**主病**：表證。由於外感病邪停留於表時，衛氣抗邪，脈氣鼓動於外，故脈位淺顯。浮而有力為表實；浮而無力為表虛。內傷久病因陰血衰少，陽氣不足，虛陽外浮，脈浮大無力為危證。

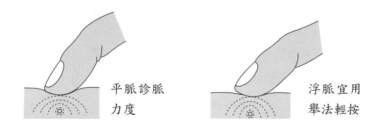

平脈診脈
力度

浮脈宜用
舉法輕按

### 沉脈——多主裡證

沉脈，即脈搏沉在下面的意思，又可以理解其為「深脈」，診脈時，如果舉法輕取則完全感覺不到，若用適中的力度也只是模模糊糊，只有使用較重的力道才能清晰診到脈象。

主病：非健康的沉脈多主裡證。如果脈沉而有力，多為裡實。邪實內鬱，正氣尚盛，邪正相爭於裡，致氣滯血阻，陽氣被遏，不能鼓搏脈氣於外，故脈沉而有力，可見於氣滯、血瘀、食積、痰飲等病證。如果脈沉而無力，多為裡虛，表示病人本身氣血不足，或陽虛氣乏，無力升舉鼓動，故脈沉而無力，可見於各臟腑的虛證。

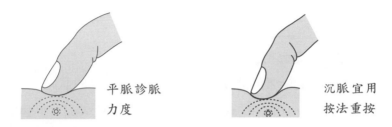

平脈診脈
力度

沉脈宜用
按法重按

### 遲脈──多主陰證、寒證

遲脈，即脈搏跳動緩慢，一息不足四至，即每分鐘搏動低於60次。

主病：遲脈大多跟寒證相關。寒主凝滯，而脈搏的快慢依賴於陽氣的推動，機體一旦被寒邪入侵，氣血運行必然受阻，在脈象上就會表現為遲脈。如果是實寒，則脈搏遲而有力；如果是虛寒，則脈搏遲而無力。

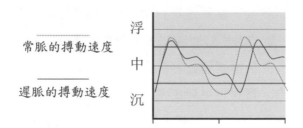

常脈的搏動速度

遲脈的搏動速度

浮
中
沉

### 數脈──多主陽證、熱證

數脈，即脈搏跳動比較迅速，每分鐘跳動90~120次即屬於數脈。

主病：數脈多與熱證相關，有力為實熱，無力為虛熱。外感熱病初起，臟腑熱盛，邪熱鼓動，血行加速，脈快有力為實熱。陰虛火旺，津血不足，虛熱內生，脈快而無力為虛熱，脈象多為細數相兼脈。

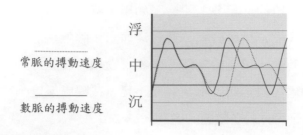

常脈的搏動速度
數脈的搏動速度

浮
中
沉

## 虛脈——多主各種虛證

虛脈的脈象特點是脈搏搏動力量軟弱，寸、關、尺三部，浮、中、沉三候均無力，是脈管的緊張度減弱，脈管內充盈度不足的狀態。

**主病：**中醫認為，虛脈主一切虛證，而且大多數情況下，會出現寸、關、尺皆虛的情況，所以虛脈診病，更要根據其他因素綜合考量，以確定身體「虛」在什麼地方。虛證分氣血陰陽，氣是脈搏跳動的動力，如果氣虛，就會搏擊力弱，故脈來無力；血虛則不能充盈脈管，因此脈細無力。遲而無力多陽虛，數而無力多陰虛。

## 實脈——多主各種實證

實脈的脈象特點是脈搏搏動力量強，寸、關、尺三部，浮、中、沉三候均有力量，脈管寬大。實脈是具有複合因素的脈象，以「大而長微強」為主要構成條件，脈體大是必備條件，再兼長和微強。

**主病：**實脈多主各種實證。邪氣亢盛而正氣充足，正邪相搏，氣血充盈脈道，搏動有力。實脈也見於正常人，必兼和緩之象，且無病證表現。一般兩手六脈均實大，稱為六陽脈，是氣血旺盛的表現。

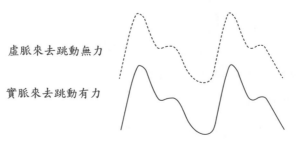

虛脈來去跳動無力

實脈來去跳動有力

### 滑脈——多主痰濕內盛

滑脈的脈象特點是脈搏型態應指圓滑，如同圓珠流暢地由尺部向寸部滾動，浮、中、沉取皆可感到。

主病：如果脈滑而平緩，那麼就是健康的脈象，常見於氣血旺盛的青壯年。如果女性停經兩三個月出現滑脈，則是妊娠脈，也就是我們平時所說的喜脈。病理性的滑脈多與痰濕、實熱相關，所以病理性的兼脈多見浮滑脈、弦滑脈、滑數脈等，極少出現滑沉、滑遲等與虛證、寒證相關的滑脈，因為虛、寒皆不利於流利。

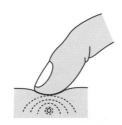

滑脈感覺手指下如同滾珠

### 澀脈——多主津液虧虛、氣血瘀滯

澀脈的脈象特點是脈形較細，脈勢滯澀不暢，如「輕刀刮竹」；至數較緩而不勻，脈力大小亦不均，呈三五不調之狀。

主病：澀脈跟各種可導致氣血凝滯的原因是分不開的，比如氣滯、血瘀、痰濁、飲食過度等實證，這些情況脈象大都澀而有力。

另外，虛證導致氣血運行不暢時也會出現澀脈，這種情況脈象大都澀而無力。

### 幾種脈象的混合出現——相兼脈

浮緊脈：多見於外感寒邪之表寒證，或風寒痹證疼痛。

浮緩脈：多見於風邪傷衛，營衛不和的太陽中風證。

浮數脈：多見於風熱襲表的表熱證。

浮滑脈：多見於表證夾痰，常見於素體多痰濕而又感受外邪者。

沉遲脈：多見於裡寒證。

沉弦脈：多見於肝鬱氣滯，或水飲內停。

沉澀脈：多見於血瘀，尤常見於陽虛而寒凝血瘀者。

沉緩脈：多見於脾虛，水濕停留。

弦緊脈：多見於寒證、痛證，常見於寒滯肝脈或肝鬱氣滯所致疼痛。

弦數脈：多見於肝鬱化火或肝膽濕熱、肝陽上亢。

弦細脈：多見於肝腎陰虛或血虛肝鬱或肝鬱脾虛等證。

滑數脈：多見於痰熱（火）、濕熱或食積內熱。

洪數脈：多見於陽明經證、氣分熱盛。

## 按診

患者取坐位或仰臥位。按胸腹時，要採取仰臥位，全身放鬆，兩腿伸直，兩手放在身旁。醫生站在患者右側，右手或雙手對患者進行切按。在切按腹內腫塊或腹肌緊張度時，可再令患者屈起雙膝，使腹肌鬆弛，便於切按。

# 辨證論治
## ——中醫診斷的核心

　　辨證論治是中醫認識疾病和治療疾病的基本原則，也是診斷的核心，包括「辨證」和「論治」兩個過程。辨證，即透過四診八綱、臟腑、病因等中醫基礎理論，對患者的症狀、體徵進行綜合分析，辨別為何種病證。論治，即根據辨證的結果，確定相應的治療方法。

## ＊ 八綱辨證

　　透過四診，掌握了辨證資料之後，根據病位的深淺、病邪的性質、人體正氣的強弱等多方面的情況，進行分析綜合，歸納為八類不同的證候，稱為「八綱辨證」。八綱，即陰、陽、表、裡、寒、熱、虛、實，是分析疾病共性的辨證方法，是各種辨證的總綱。

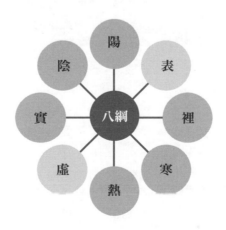

下面簡要列舉常見的幾種八綱辨證。

| 證型 | | 病因 | 症狀 | 舌象 | 脈象 |
|---|---|---|---|---|---|
| 表證 | 表寒證 | 風寒邪氣 | 惡寒重，發熱輕，頭身疼痛明顯，無汗，鼻塞流清涕，口不渴 | 舌質淡紅，苔薄白而潤 | 脈浮緊 |
| | 表熱證 | 風熱陽邪 | 發熱重，惡寒輕，頭痛，咽喉疼痛，有汗，流濁涕，口渴 | 舌質稍紅，薄白不潤 | 脈浮數 |
| | 表虛證 | 外邪襲表，腠理不固，營衛之氣不和 | 惡風，惡寒，有汗 | 舌質淡，苔薄白 | 脈浮無力 |
| | 表實證 | 外邪束表，腠理閉塞 | 發熱，惡寒，身痛，無汗 | 舌質淡紅，苔薄白 | 脈浮有力 |
| 裡證 | 裡寒證 | 寒邪直中臟腑經絡、陰寒內盛或陽氣虛衰 | 畏寒、形寒肢冷，口不渴或喜熱飲，面色白，咳白色痰，腹痛喜暖，大便稀溏，小便清長 | 舌質淡，苔白 | 脈沉遲 |
| | 裡熱證 | 病邪內傳或臟腑積熱 | 發熱不惡寒，煩躁不安，口渴喜冷飲，面紅目赤，咳痰黃稠，腹痛喜涼，大便燥結，小便短赤 | 舌質紅，苔黃 | 脈數 |
| | 裡虛證 | 因先天稟賦不足，或後天失調，或疾病損傷等所致正氣虛弱 | 虛寒證：畏寒肢冷，腹痛喜溫喜按，少氣乏力，精神不振；<br>虛熱證：形體消瘦，潮熱盜汗，五心煩熱 | 舌淡嫩 | 虛寒證：脈微，沉遲無力<br>虛熱證：脈細數 |
| | 裡實證 | 外邪侵襲人體，或臟腑機能失調，痰飲、水濕、積氣、瘀血、宿食等停積體內，而致邪氣盛實 | 實寒證：畏寒喜暖，面色蒼白，四肢欠溫，腹痛拒按<br>實熱證：壯熱喜涼，口渴飲冷，面紅耳赤，煩躁，大便秘結，小便短赤 | 實寒證：舌苔白潤<br>實熱證：舌紅苔黃而乾 | 實寒證：脈遲或緊<br>實熱證：脈洪滑數實 |
| 半表半裡證 | | 外邪由表內傳，尚未入於裡；或裡邪透表，尚未至於表，邪正相搏於表裡之間 | 寒熱往來，胸脅脹滿，口苦咽乾，心煩，欲嘔，不思飲食，目眩 | 舌尖紅，苔黃白相兼 | 脈弦 |

## * 病因辨證

病因辨證是以中醫病因理論為依據，透過對臨床資料的分析，識別疾病屬於何種因素所致的一種辨證方法。

| ● 六淫、疫癘 | 外感性病因 |
| ● 七情 | 內傷性病因，使氣機失調而致病 |
| ● 飲食勞逸 | 透過影響臟腑功能，使人生病 |
| ● 外傷 | 人體受外力損害出現的病變 |

## * 氣血津液辨證

### 氣血辨證

| 證型 | | 辨證要點 |
|---|---|---|
| 氣虛類 | 氣虛證 | 氣短懶言，神疲乏力，脈虛 |
| | 氣陷證 | 氣墜，或臟器下垂 |
| | 氣不固證 | 肺、脾、腎等臟氣失固攝 |
| | 氣脫證 | 氣息微弱，昏迷或昏仆，汗出不止，脈微欲絕 |
| 血虛類 | 血虛證 | 面色、口唇、爪甲失其血色，全身虛弱，舌淡，脈細 |
| | 血脫證 | 面色蒼白，脈微欲絕或芤 |
| 氣滯類 | 氣滯證 | 脹悶，疼痛，脈弦 |
| | 氣逆證 | 肺、胃、肝等臟氣向上沖逆 |
| | 氣閉證 | 神昏暈厥，或絞痛 |
| 血瘀證 | | 刺痛，腫塊，唇舌爪甲紫暗，脈澀 |
| 血熱證 | | 出血，全身熱象 |
| 血寒證 | | 手足拘急冷痛，膚色紫暗 |

## 津液辨證

| 證型 | 辨證要點 |
|------|----------|
| 痰證 | 咳痰，嘔惡，眩暈，苔膩脈滑 |
| 飲證 | 胸悶脘痞，泛吐清水，咳痰清稀，胸脇脹滿，苔滑脈弦 |
| 水停證 | 陰水：發病較緩，足部先腫，腰以下腫甚，按之凹陷不起，脈沉遲無力<br>陽水：發病急，來勢猛，先見眼瞼頭面水腫，上半身腫甚，脈沉 |
| 津液虧虛證 | 口渴，尿少便乾，口鼻唇舌皮膚乾燥 |

## ＊ 臟腑辨證

臟腑辨證，是根據臟腑的生理功能、病理表現，對疾病證候進行歸納，藉以推究病機，判斷病變的部位、性質、正邪盛衰情況的一種辨證方法。

## 心與小腸病辨證

| 證型 | 辨證要點 |
|------|----------|
| 心氣虛證 | 心悸怔忡，胸悶氣短，面色淡白或㿠白，舌淡苔白，脈虛 |
| 心陽虛證 | 心悸怔忡，畏寒肢冷，心痛，面色㿠白或晦暗，舌淡胖苔白滑，脈微細 |
| 心陽暴脫證 | 心悸怔忡，胸悶氣短，突然冷汗淋漓，四肢厥冷，呼吸微弱，面色蒼白，口唇青紫 |
| 心血虛證 | 心悸怔忡，失眠多夢，五心煩熱，潮熱盜汗，舌紅少津，脈細數 |
| 心火亢盛證 | 心煩易怒，夜寐不安，尿黃便乾，舌尖紅絳或生舌瘡，脈數有力 |
| 心脈痹阻證 | 心悸怔忡，胸部憋悶疼痛，痛引肩背內臂，時發時止 |
| 痰迷心竅證 | 神志不清，喉有痰聲，舌苔白膩 |
| 痰火擾心證 | 外感熱病以高熱、痰盛、神志不清為辨證要點；內傷雜病中，輕者以失眠心煩、重者以神志狂亂為辨證要點 |
| 小腸實熱證 | 心煩口渴，口舌生瘡，小便赤澀，尿道灼痛，尿血，舌紅苔黃，脈數 |

## 脾與胃病辨證

| 證型 | 辨證要點 |
|---|---|
| 脾氣虛證 | 納少腹脹，便溏，形體消瘦或浮腫，舌淡苔白，脈緩弱 |
| 脾陽虛證 | 腹痛喜溫喜按，畏寒肢冷，便溏，舌淡胖，苔白滑，脈沉遲無力 |
| 中氣下陷證 | 脘腹重墜作脹，便意頻數，肛門墜重，舌淡苔白，脈弱 |
| 脾不統血證 | 便血，尿血，肌衄，齒衄，或婦女月經過多、崩漏，脈弱 |
| 寒濕困脾證 | 脘腹痞悶脹痛，食少便溏，頭身困重，舌淡胖，苔白膩，脈濡緩 |
| 濕熱蘊脾證 | 脘腹痞悶，納呆，便溏，肢體困重，舌紅苔黃膩，脈濡數 |
| 胃陰虛證 | 胃脘隱痛，飢不欲食，口燥咽乾，大便乾結，舌紅少津，脈細數 |
| 食滯胃脘證 | 胃脘脹悶疼痛，噯氣吞酸，瀉下物酸腐臭穢，舌苔厚膩，脈滑 |
| 寒滯胃脘證 | 胃脘冷痛，口泛清水，或噁心嘔吐，舌苔白滑，脈弦或遲 |
| 胃熱熾盛證 | 胃脘灼痛，吞酸嘈雜，消穀善飢，大便秘結，舌紅苔黃，脈滑數 |

## 肺與大腸病辨證

| 證型 | 辨證要點 |
|---|---|
| 肺氣虛證 | 咳喘無力，動則益甚，體倦懶言，痰多清稀，舌淡苔白，脈虛弱 |
| 肺陰虛證 | 乾咳無痰，痰少而黏，口燥咽乾，午後潮熱，舌紅少津，脈細數 |
| 風寒犯肺證 | 咳嗽痰稀薄色白，鼻塞流清涕，苔白，脈浮緊 |
| 風熱犯肺證 | 咳嗽痰稠色黃，鼻塞流黃濁涕，口乾咽痛，舌尖紅苔薄黃，脈浮數 |
| 燥邪犯肺證 | 乾咳無痰或痰少而黏，唇、舌、咽、鼻乾燥，舌紅苔白或黃，脈數 |
| 痰濕阻肺證 | 咳嗽痰多質黏色白易咳，胸悶，甚則氣喘痰鳴，舌淡苔白膩，脈滑 |
| 大腸濕熱證 | 腹痛，下痢膿血、色黃而臭，肛門灼熱，舌紅苔黃膩，脈滑數或濡數 |
| 腸燥津虧證 | 大便秘結乾燥，難以排出，舌紅少津，脈細澀 |
| 腸虛滑泄證 | 下利無度，腹痛隱隱，喜按喜溫，舌淡苔白滑，脈弱 |

## 肝與膽病辨證

| 證型 | 辨證要點 |
|---|---|
| 肝氣鬱結證 | 情志抑鬱，肝經所過部位發生脹悶疼痛，婦女月經不調 |
| 肝火上炎證 | 頭暈脹痛，脇痛，急躁易怒，便秘尿黃，舌紅苔黃，脈弦數 |
| 肝血虛證 | 眩暈，視力減退，肢體麻木，手足震顫，肌肉跳動，舌淡苔白，脈弦細 |
| 肝陰虛證 | 頭暈耳鳴，兩目乾澀，脇肋灼痛，五心煩熱，舌紅少津，脈弦細數 |
| 肝陽上亢證 | 眩暈耳鳴，頭目脹痛，面紅目赤，急躁易怒，舌紅少苔，脈弦有力 |
| 肝風內動證 | 高熱神昏，手足麻木，震顫或突然昏仆、半身不遂，脈弦 |
| 寒凝肝脈證 | 少腹、前陰、巔頂冷痛，舌苔白滑，脈沉弦或遲 |
| 肝膽濕熱證 | 脇肋脹痛或有痞塊，口苦，腹脹，小便短赤，舌紅苔黃膩，脈弦數 |
| 膽鬱痰擾證 | 頭暈目眩耳鳴，驚悸，煩躁不寐，胸悶嘆氣，舌苔黃膩，脈弦滑 |

## 腎與膀胱病辨證

| 證型 | 辨證要點 |
|---|---|
| 腎陽虛證 | 腰膝痠軟，畏寒肢冷，耳鳴，或男子陽痿，女子宮寒不孕，舌淡胖苔白，脈沉弱 |
| 腎陰虛證 | 眩暈耳鳴，失眠多夢，男子遺精早洩，女子經少經閉，潮熱盜汗，舌紅少津，脈細數 |
| 腎精不足證 | 男子精少不育，女子經閉不孕，小兒發育遲緩，成人早衰 |
| 腎氣不固證 | 神疲耳鳴，腰膝酸款，小便頻數而清，男子滑精早洩，女子白帶清稀，胎動易滑，舌淡苔白，脈沉弱 |
| 腎不納氣證 | 久病咳喘，呼多吸少，氣不得續，動則益甚，舌紅，脈細數 |
| 膀胱濕熱證 | 尿頻尿急，尿道灼痛，舌紅苔黃膩，脈滑數 |

## ＊衛氣營血辨證

　　衛氣營血辨證，是清代醫學家葉天士首創的一種治療外感溫熱病的辨證方法。四時溫熱邪氣侵襲人體，會造成衛氣營血生理功能的失常，因而破壞人體的動態平衡，進而導致溫熱病的發生。此種辨證方法是在傷寒六經辨證的基礎上發展出來的，彌補了六經辨證的不足，也豐富了外感病辨證學的內容。

　　衛氣營血代表溫熱邪氣侵犯人體所引起的疾病淺深輕重不同的四個階段，其相應臨床表現可概括分為衛分證、氣分證、營分證、血分證四類證型。

| 證型 | 辨證要點 | 治則 |
|---|---|---|
| 衛分證 | 發熱，微惡寒，頭痛，口乾，咽痛，舌尖紅，脈浮數 | 宣肺解表 |
| 氣分證 | 身體壯熱，不惡寒，反惡熱，汗出而熱不解，舌紅，苔黃，脈數 | 清瀉氣分之熱 |
| 營分證 | 身熱夜甚，口渴不甚，心煩不寐，甚或神昏譫語 | 清營泄熱 |
| 血分證 | 血熱妄行證：在營分證的基礎上，更見灼熱躁擾，昏狂譫妄，斑疹透露，吐衄，便血，尿血，舌質深絳或紫，脈細數 | 血熱妄行證以清熱涼血止血為治則 |
| | 血熱傷陰證：持續低熱，暮熱朝涼，五心煩熱，口乾咽燥，心煩不寐，舌上少津，脈虛細數 | 血熱傷陰證以滋陰涼血為治則 |

## ＊三焦辨證

　　三焦辨證，主要用於外感溫熱病，為清代醫家吳鞠通所提倡。它是根據《黃帝內經》關於三焦所屬部位的概念，大體將人體軀幹所隸屬的臟器，劃分為上、中、下三個部分：從咽喉至胸膈屬上焦；脘腹屬中焦；下

腹及二陰屬下焦。

## ＊ 經絡辨證

　　經絡辨證，是以經絡學說為理論依據，對患者的症狀體徵進行分析綜合，以判斷病屬何經、何臟、何腑，並進一步確定發病原因、病變性質、病理機轉的一種辨證方法，是中醫診斷學的重要組成部分。經絡辨證與臟腑辨證互為補充，兩者不可截然分開。

## ＊ 六經辨證

　　六經辨證是東漢醫學家張仲景在《黃帝內經・素問・熱論》等篇的基礎上，結合傷寒病證的傳變特點所創立的一種論治外感病的辨證方法。它以六經（太陽經、陽明經、少陽經、太陰經、少陰經、厥陰經）為綱領，將外感病演變過程中所表現的各種證候，總結歸納為三陽病（太陽病、陽明病、少陽病）、三陰病（太陰病、少陰病、厥陰病）六大類，分別從邪正盛衰、病變部位、病勢進退及其相互傳變等方面闡述外感病各階段的病變特點。凡是抗病能力強、病勢亢盛的，為三陽病；抗病力衰減、病勢虛弱的，為三陰病。

第三章

# 中藥——
# 中醫治病的制勝法寶

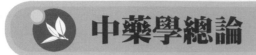

## 中藥學總論

## * 中藥的採集

中藥的採收季節、時間、方法和貯藏等各方面對其品質好壞有著很大的關聯，所以，採藥要根據不同的藥用部分（如植物的根、莖、葉、花、果實、種子或全草都有一定的生長成熟時期，動物有一定的捕捉與加工時期），有計劃地進行採集和貯藏，這樣才能得到產量較高和品質較好的藥材，以確保藥材的供給和療效。一般植物類的藥材採收原則如下：

①全草、莖枝及葉類藥材大多在夏秋季節植株充分成長、莖葉茂盛或開花時期採集。

②根和根莖類藥材一般在秋季時，植物地上部分開始枯萎，或早春植物抽苗時採集。

③花類藥材多在花未開放的花蕾時期或剛開時採集，以免香味失散、花瓣散落，影響品質。

④果實類藥材除少數用未成熟果實（如青皮）等，一般應在果實成熟時採集。

⑤種子通常在完全成熟後採集。

⑥樹皮和根皮類藥材通常是在春夏之間剝取。

動物藥材的採收原則一般是：潛藏在地下的小動物，在夏秋季捕捉，如蚯蚓、蟋蟀；大動物雖然四季都可以捕捉，但一般在秋冬季獵取，不過鹿茸必須在雄鹿幼角未角化時採取。

## ✻ 中藥的炮製

炮製，又稱炮炙，是指藥材在應用或製成各種劑型之前，根據醫療、調製、製劑的需要所進行必要加工處理的過程。常見的炮製方法有洗、漂、泡、漬、水飛、煆、炒、炮、煨、炙、烘、焙、蒸、煮、淬等。

## ✻ 中藥的性味

藥材的性味，是指藥材的藥性和滋味兩個方面。其中的「性」又稱為「氣」。性和味的作用，既有區別又有關聯性。

四氣，就是寒、熱、溫、涼四種藥性。寒涼和溫熱是對立的兩種藥性；寒和涼之間、熱和溫之間，是程度上的不同，也就是說藥性相同，但在程度上有差別，溫次於熱、涼次於寒。此外，還有一些藥材的藥性較為平和，稱為平性。由於平性藥沒有寒涼藥或溫熱藥的作用顯著，所以實際上雖有寒、熱、溫、涼、平五氣，但一般仍稱為四氣。

熟悉了各種藥材的藥性，就可以根據「療寒以熱藥、療熱以寒藥」和「熱者寒之、寒者熱之」的治療原則，來針對病情適當應用。寒涼藥大多具有清熱、瀉火、解毒等作用，常用來治療熱性病證。溫熱藥大多具有溫中、助陽、散寒等作用，常用來治療寒性病證。

五味，就是辛、甘、酸、苦、鹹五種不同的滋味。在五味以外，還有淡味、澀味。

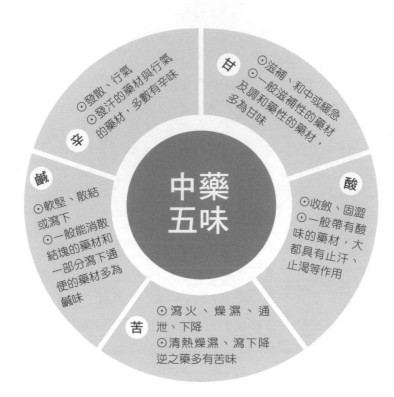

辛
⊙發散、行氣
⊙發汗的藥材與行氣
的藥材，多數有辛味

甘
⊙滋補、和中或緩急
⊙一般滋補性的藥材，
及調和藥性的藥材，
多為甘味

鹹
⊙軟堅、散結
或瀉下
⊙一般能消散
結塊的藥材和
一部分瀉下通
便的藥材多為
鹹味

中藥
五味

酸
⊙收斂、固澀
⊙一般帶有酸
味的藥材，大
都具有止汗、
止渴等作用

苦
⊙瀉火、燥濕、通
泄、下降
⊙清熱燥濕、瀉下降
逆之藥多有苦味

### 氣和味的關係

每一種藥材既具有一定的氣，又具有一定的味。由於氣有氣的作用，味有味的作用，必須將氣和味的作用綜合來看。

## ＊ 中藥的配伍

配伍，就是按照病情需要和藥材性能，有規則地將兩種以上的藥材混合搭配應用。

由於藥材與藥材之間會相互作用，所以有些藥材會因協同作用而增進療效，但是也有些藥材卻可能互相對抗而抵消或削弱原有的功效；有些藥材可以因為相互配用而減輕或消除毒性或副作用，但是也有些藥材反而因為相互作用而使其作用減弱或產生副作用等。對於這些情況，古人曾將其

總結歸納為七種情況，叫做藥性「七情」，內容如下：

（1）單行：單用一味藥來治療疾病。如獨參湯，單用一味人參大補元氣、治療虛脫症。

（2）相須：功用相類似的藥材，配合應用後可以產生協同作用，藉以加強藥材的療效。

（3）相使：用一種藥材作為主藥，配合其他藥材來提高主藥的功效。如胃火引起的牙痛，可以用石膏清胃火，再配合牛膝引火下行，促使胃火牙痛更快緩解等。

（4）相畏：一種藥材的毒性或其他有害作用能被另一種藥抑制或消除。如生半夏有毒性，可以用生薑來消除它的毒性。

（5）相殺：一種藥能消除另一種藥材的毒性或副作用。如防風能殺砒霜毒，綠豆能減少巴豆毒性等。

（6）相惡：兩種藥材配合應用以後，一種藥材可以減弱另一種藥材的藥效。如人參能大補元氣，配合萊菔子（白蘿蔔籽）同用，就會減弱人參的補氣作用等，所以民間多流傳人參不能和白蘿蔔同吃。

（7）相反：兩種藥材配合應用之後，可能發生劇烈的副作用。

以上藥性七情，除了單行以外，其他都是中藥配伍時需要注意的。

## ＊ 中藥的用法

中藥的服用方法，分為內服和外用兩種。

①外用：一般用於外科、傷科、針灸科，以及眼耳口腔等疾病。常用灸法、敷藥法、洗浴法、吹喉法、點眼法、溫燙法、坐藥法等。

②內服：有湯、丸、散、膏、露、酒等劑型。湯劑的應用最為廣泛，這裡限於篇幅僅介紹湯劑的應用。

### 1.煎藥法

**用水**：以清淨而無雜質的水為宜。煎藥之前最好先用冷水將藥材浸泡

半小時後再煎，水量以淹過藥材並略高2公分為佳。

**火候**：火候需要根據藥材的性質而定。如氣味芳香、容易揮發的花葉類藥材，一般必須武火急煎，煮一二沸，即可服用，否則煎煮過久，可能喪失藥效；如滋膩質重、不易出汁的根或根莖類藥材，一般必須文火久煎，否則沒有煮透，浪費藥材。

**煎煮時間**：煎藥時間一般在15~20分鐘。但是對於一些礦石貝殼類藥材，如石膏、珍珠母、生牡蠣等不易出汁的，就需要先用水煎15~20分鐘，然後再與其他藥材同煎，處方需要註明「先煎」或「先入」。另外，還有一些含揮發油的芳香藥材，如砂仁、豆蔻等久煎容易喪失藥效的，就應該在其他藥材快要煎好之時，再放入煎一二沸，處方需要註明「後下」或「後入」。

此外，有些粉末或小粒的種子類藥材，應該「包煎」，就是要用布包起來煎煮，以免燒焦或使藥汁混濁；有些藥材需要「另煎」或「另烊」，例如人參、阿膠等，然後再沖入煎好的藥汁中飲服；有些藥材不必煎煮，如芒硝等，只要將藥沖入溶化後即可服用。

### 2.服藥法

**服藥量**：一般每天1劑；病情嚴重的，如急性病發高熱等，可以考慮每天服2劑；慢性疾病，也可1劑分2天服用，或隔1天服1劑。每劑藥材一般煎2次，有些補藥也可以煎3次。每次煎成藥汁150~200毫升，可以分頭煎、二煎分服，也可將兩次煎的藥汁混合後分2~3次服用。

**服藥時間**：一般每天服藥2次，上午1次、下午1次，或下午1次、臨睡前1次，在飯後2小時左右服用較好。但也有人認為病在上焦的宜飯後服，病在下焦的宜飯前服。驅蟲藥最好在清晨空腹時服用。治療急性病症的藥隨時可服，不必拘泥於規定時間。

**服藥冷熱**：一般應在藥液溫而不涼時飲服。但寒性病症則需要熱服，

熱性病症則需要冷服；真熱假寒的病症，用寒性藥材而宜於溫服，真寒假熱的病症用溫熱藥而宜於冷服。

　　以上只是一般通用的方法，具體使用方式還是必須根據病情發展而靈活調整。（提醒：服用中醫須遵照專業醫師醫囑，勿自行增減劑量或自行購買成藥服用。）

# 常用中藥的功效及用法

## ＊解表藥

　　能疏肌解表、促使發汗，用以發散表邪、解除表證的藥材，稱為「解表藥」。解表藥根據性能，分為發散風寒藥、發散風熱藥兩類。

 **發散風寒藥**

　　常用的發散風寒藥材有麻黃、桂枝、紫蘇、荊芥、防風、羌活、紫蘇葉、白芷、香薷、生薑、蔥白等。發散風寒藥性味辛溫，走表，主入肺、膀胱經，主治風寒表證。

**麻黃** 味辛、微苦，性溫，入肺、膀胱經；2~10克。

| 辛溫發散 | 宣肺氣，發汗解表 | → | 風寒感冒 | 麻黃湯 |
| 辛散苦泄溫通宣暢 | 宣肺平喘 | → | 胸悶咳喘 | 三拗湯（咳喘實證）小青龍湯（寒痰停飲）麻杏石甘湯（肺熱壅盛） |
| 辛溫，入肺、膀胱經 | 宣肺氣，調通水道 | → | 水腫 | 甘草麻黃湯、越婢加朮湯 |

味辛、甘，性微溫，入膀胱、肝、脾經；5~10克。

| 辛溫發散 | 祛風解表 | 感冒頭痛 | 荊防敗毒散（風寒表證）<br>羌活勝濕湯（外感風濕）<br>玉屏風散（衛氣不足，邪入傷正）<br>風熱表證配薄荷、蟬蛻、連翹等 |
| | 祛風散寒，勝濕止痛 | 風濕痹痛 | 蠲痹湯（風寒濕痹）<br>鬱而化熱者，與地龍、薏苡仁、烏梢蛇等同用 |
| | 祛風止癢 | 風疹瘙癢 | 消風散（風寒型）<br>濕熱者與土茯苓、白鮮皮、赤小豆同用 |

 味辛，性溫，入肺、脾經；5~10克。

| 辛散溫化 | 發汗解表，兼化痰止咳 | 風寒感冒<br>咳嗽嘔噁 | 香蘇散（風寒氣滯）<br>杏蘇散（風寒咳嗽痰多） |
| | 寬中除脹，和胃止嘔，兼能安胎 | | ·脾胃氣滯偏寒者，與砂仁、丁香同用 偏熱者，與黃連、蘆根同用<br>·妊娠氣逆胎動，與砂仁、陳皮同用<br>·魚蟹毒而致腹痛吐血者，單品煎服，或與生薑、陳皮、藿香同用 |

 味辛、苦，性溫，入膀胱、腎經；3~10克。

| 辛溫發散 | 解表散寒，祛風勝濕，止痛 | 風寒感冒<br>頭痛項強 | 九味羌活湯（外感風寒夾濕）<br>羌活勝濕湯（風濕在表） |
| 辛散祛風 | 祛風濕，止痛 | 風濕痹痛<br>肩背痠痛 | 蠲痹湯（上半身風寒濕痹、肩背痠痛）<br>羌活芎藁湯（風寒、風濕頭痛） |

味辛、甘，性溫，入心、肺、膀胱經；3~10克。

| 辛甘溫煦 | 助衛實表，發汗解肌 | → | 風寒感冒 | 麻黃湯（表實無汗）<br>桂枝湯（表虛有汗） |
|---|---|---|---|---|
| 辛散溫通 | 溫通經脈，散寒止痛 | → | 寒凝血滯諸痛 | 枳實薤白桂枝湯（胸痹心痛）<br>小建中湯（脘腹冷痛）<br>溫經湯（血寒經閉） |
| 甘補溫陽 | 溫脾陽、腎陽以助水運 | → | 痰飲水腫 | 苓桂朮甘湯（脾陽虛型痰濕）<br>五苓散（腎虛水腫） |

### 發散風熱藥

發散風熱藥性味多辛涼，發汗作用較為緩和，適用於外感風熱初起、發熱惡寒等熱象比較突出的表證。

 味辛，性涼，入肺、肝經；3~10克，後下。

| 味辛性涼 | 辛以發散，涼以清熱 | → | 風熱感冒、風溫初起 | 銀翹散 |
|---|---|---|---|---|
| 清揚升浮<br>芳香通竅 | 疏散上焦風熱 | → | 頭痛眩暈<br>目赤多淚<br>口舌生瘡 | 上清散（頭痛眩暈）<br>六味湯（咽喉腫痛）<br>目赤多淚，常與菊花、桑葉、蔓荊子同用 |
| 質輕宣散 | 疏風散熱，透疹止癢 | → | 麻疹不透<br>風疹瘙癢 | 竹葉柳蒡湯（麻疹不透）<br>風疹瘙癢，常與荊芥、防風、僵蠶同用 |
| 質輕入肝 | 疏肝行氣 | → | 肝鬱氣滯<br>胸脇脹悶 | 逍遙散（肝鬱型月經不調）<br>薄荷湯（暑濕嘔吐） |

味辛、甘、苦，性微寒，入肺、肝經；5~10克。

| 味辛疏散 | 疏散肺經風熱 | → | 風熱感冒、風溫初起 ｜ 桑菊飲 |
| 性寒入肝經 | 清肝熱平肝陽 | → | 肝陽上亢<br>頭暈目眩 ｜ 羚角鉤藤湯 |
| 辛散苦泄<br>入肝經 | 疏散肝經風熱，瀉肝明目 | → | 目赤腫痛<br>眼目昏花 ｜ 杞菊地黃丸 |
| 味苦性微寒 | 清熱解毒 | → | 瘡癰腫痛 ｜ 甘菊湯（較野菊花少用） |

 味苦、甘，性寒，入肺、肝經；5~10克。

| 甘寒質輕 | 疏散風熱 | → | 風熱感冒、風溫初起 ｜ 桑菊飲 |
| 性味苦寒 | 清瀉肺熱 | → | 肺熱咳嗽 ｜ 桑杏湯（輕症）<br>燥熱咳嗽 ｜ 清燥救肺湯（重症） |
| 苦寒，兼<br>入肝經 | 平降肝陽 | → | 肝陽上亢<br>頭暈頭痛 ｜ 常與菊花、石決明、白芍同用 |
| 苦寒、甘潤 | 疏風瀉熱，益陰明目 | → | 目赤昏花<br>澀痛、多<br>淚 ｜ 扶桑至寶丹（肝腎精血不足）<br>肝熱頭昏，與菊花、石決明、夏枯草等同用<br>肝火目赤，常與菊花、蟬蛻、夏枯草同用 |

味微甘、辛，性微寒，入肺、脾、大腸、胃經；3~10克。

| 辛甘微寒 | 發表退熱 | 風熱感冒 發熱頭痛 | 常與桑葉、菊花、薄荷同用 清震湯 |
|---|---|---|---|
| 寒以清熱 | 清熱解毒 | 齒痛、口瘡 咽喉腫痛 陽毒發斑 | 清胃散 普濟消毒飲 常與生石膏、大青葉、紫草等同用 |
| 入脾胃經 | 引脾胃清氣上升 | 氣虛脫肛 子宮脫垂 崩漏下血 | 補中益氣湯 升陷湯 舉元煎 |

 味辛、苦，性微寒，入肝、膽、肺經；3~10克。

| 辛散苦泄 微寒退熱 | 袪邪解表退熱* | 感冒發熱 寒熱往來 | 正柴胡飲（風寒感冒，惡寒發熱） 柴葛解肌湯（寒入化熱，惡寒輕，身熱增） 小柴胡湯（寒熱往來，口苦咽乾） |
|---|---|---|---|
| 辛行苦泄 | 條達肝氣，疏肝解鬱* | 肝鬱氣滯 胸脅脹痛 月經不調 | 柴胡疏肝散（氣鬱脅痛、情志抑鬱、月經失調） 逍遙散（肝鬱血虛、乳房脹痛、月經不調） |
| 辛散升發 | 升舉陽氣* | 氣虛下陷 子宮脫垂 脫肛 | 補中益氣湯（脾虛氣陷） |

＊注意：疏散退熱宜生用，疏肝解鬱宜醋灸，升舉陽氣宜生用或酒灸。

## ＊清熱藥

以清解裡熱為主要作用的藥材，稱為「清熱藥」。可分為清熱瀉火藥、清熱燥濕藥、清熱解毒藥、清熱涼血藥、清虛熱藥。

### 清熱瀉火藥

清熱瀉火藥能清解氣分實熱，適用於高熱煩渴、神昏、脈洪實有力、苔黃或燥等裡熱熾盛的證候。常用的藥材有石膏、蘆根、夏枯草、決明子、梔子等。

對於體質虛弱者使用這類藥材時，當考慮照顧正氣，勿令攻伐太過，必要時可與扶正藥材配伍應用。

 味辛、甘，性大寒，入肺、胃經；15~60克，先煎。

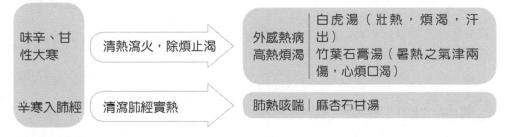

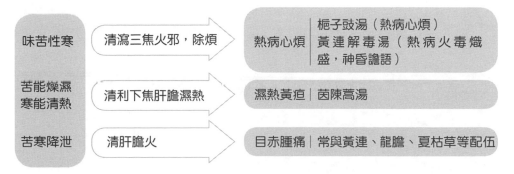 味苦，性寒，入心、肺、三焦經；6~10克。外用生品適量，研末調敷。

味辛、苦，性寒，入肝、膽經；9~15克。

| 苦寒降泄入肝經 | 清瀉肝火以明目 | 肝火上炎之目赤腫痛、頭痛、眩暈 | 常與菊花、桑葉、決明子同用頭痛眩暈，可與鉤藤、決明子、菊花等同用 |
| 辛散 | 散結消腫 | 乳房脹痛乳癖 | 常與蒲公英、浙貝母、柴胡等同用 |

 味甘、苦、鹹，性微寒，入肝、大腸經；9~15克。

| 苦寒清瀉入肝經 | 清肝明目 | 肝火上炎之目赤腫痛、羞明多淚 | 決明子散 |
| 微苦通泄質潤滑利入大腸經 | 清熱，潤腸通便 | 腸燥便秘 | 常與火麻仁、郁李仁等同用 |

蘆根 味甘，性寒，入肺、胃經；15~30克，鮮品用量加倍，或搗汁用。

| 味甘性寒 | 清肺胃熱，生津止渴 | 熱病煩渴｜五汁飲 |
| 性寒入肺經 | 清瀉肺熱，祛痰排膿 | 肺癰咳痰腥臭｜葦莖湯 |
| 性寒入胃經 | 清胃熱而止嘔逆 | 胃熱嘔逆｜蘆根飲子 |

清熱燥濕藥

清熱燥濕藥性味多苦寒，苦能燥濕，寒能清熱，用於濕熱內蘊或濕邪化熱的證候，如心煩口苦、小便短赤、泄瀉、黃疸、關節腫痛、耳腫疼痛流膿等。常用的藥材有苦參、黃芩、黃連、黃柏、龍膽等。

清熱燥濕藥一般不適用於津液虧耗或脾胃虛弱等證，如需使用，也應分別配伍養陰或益胃藥同用。

 味苦，性寒，入心、肝、胃、大腸、膀胱經；4.5~9克，外用適量，煎湯洗患處。

| 苦寒較強<br>入膀胱經 | 清熱燥濕，兼利尿 | 濕熱瀉痢<br>濕熱黃疸 | 香參丸（下痢膿血）<br>苦參地黃丸（痔瘡出血）<br>治穀疸方（濕熱黃疸）<br>塌癢湯（濕熱帶下） |
|---|---|---|---|
| 味苦性寒 | 清熱燥濕，殺蟲止癢 | 濕疹濕瘡<br>皮膚瘙癢<br>疥癬麻風 | 參角丸（皮膚瘙癢）<br>消風散（風疹瘙癢）<br>苦參湯（疥癬瘙癢）<br>濕疹、濕瘡，可煎水擦洗 |

 味苦，性寒，入腎、膀胱經；3~12克，外用適量。

| 苦寒沉降 | 清瀉下焦濕熱 | 濕熱瀉痢<br>濕熱黃疸 | 白頭翁湯（濕熱瀉痢）<br>梔子柏皮湯（濕熱黃疸尿赤）<br>易黃湯（濕熱帶下）<br>萆薢分清飲（濕熱小便短赤） |
|---|---|---|---|
| 苦寒<br>入腎經 | 瀉火，退骨蒸 | 骨蒸勞熱<br>盜汗遺精 | 知柏地黃丸、大補陰丸 |
| 苦寒 | 解毒療瘡 | 瘡瘍腫毒<br>濕疹濕瘡 | 黃連解毒湯（內服）<br>外用時可搭配大黃、黃連塗抹，或與苦參、白鮮皮等配伍 |

味苦，性寒，入肺、膽、脾、大腸、小腸經；3~10克。

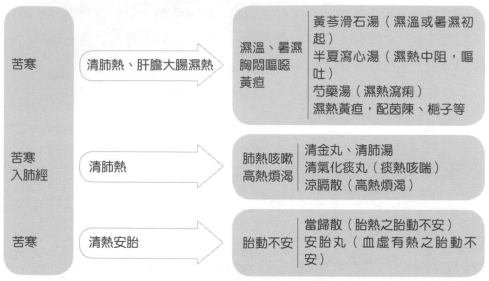

### 清熱解毒藥

清熱解毒藥能清熱邪、解熱毒，適用於各種熱毒病症，如丹毒、斑疹、瘡癰、喉痹、痢疾等。常用的藥材有金銀花、連翹、蒲公英、野菊花、大青葉、板藍根、馬齒莧等。

若熱毒在血分，可與涼血藥配合應用；火熱熾盛，可與瀉火藥配合應用；夾濕者，可與燥濕藥配合應用。屬於陰證、寒證者，不宜使用清熱解毒藥。

 味苦、甘，性寒，入肝、胃經；10~15克。

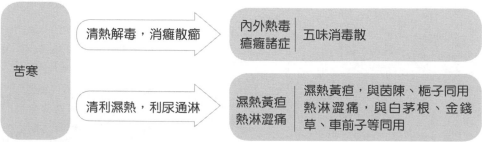

味甘，性寒，入肺、胃、心經；6~15克。

| 甘寒 | → 清熱解毒，消散癰腫 | 熱毒瘡痛 | 仙方活命飲（熱毒初起）<br>五味消毒飲（腫毒堅硬根深）<br>清腸飲（腸癰腹痛） |
| 甘寒質輕<br>芳香疏透 | → 清熱解毒，疏風散熱 | 風熱感冒<br>溫病發熱 | 銀翹散（溫病初起）<br>清營湯（熱入氣分，壯熱）<br>神犀丹（熱入血分，高熱神昏）<br>清絡飲（清解暑熱） |

連翹　味苦，性微寒，入肺、心、小腸經；6~15克。

| 苦寒 | → 清熱解毒，消腫散結 | 瘰癧<br>癰疽<br>乳癰 | 加減消毒飲（癰疽紅腫未潰）<br>連翹解毒湯（膿出潰爛）<br>治乳癰常與蒲公英、紫花地丁、漏蘆等同用 |
| | → 疏散風熱 | 風熱感冒<br>高熱煩渴<br>溫病初起 | 銀翹散（風熱初起）<br>清營湯（熱入營分）<br>神犀丹（熱入血分）<br>熱入心包，高熱煩躁、神昏，常與黃連、蓮子心等同用 |
| 苦寒降泄<br>入心經 | → 清心利尿 | 濕熱壅盛<br>所致熱淋<br>澀痛 | 多與車前子、白茅根、竹葉等配伍 |

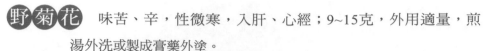

野菊花 味苦、辛，性微寒，入肝、心經；9~15克，外用適量，煎湯外洗或製成膏藥外塗。

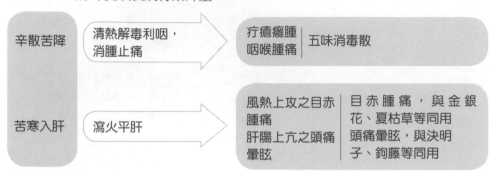

| 辛散苦降 | 清熱解毒利咽，消腫止痛 | 疔瘡癰腫 咽喉腫痛 | 五味消毒散 |
|---|---|---|---|
| 苦寒入肝 | 瀉火平肝 | 風熱上攻之目赤腫痛 | 目赤腫痛，與金銀花、夏枯草等同用 |
| | | 肝陽上亢之頭痛暈眩 | 頭痛暈眩，與決明子、鉤藤等同用 |

### 清熱涼血藥

　　清熱涼血藥常用於血熱妄行之吐血、衄血、血熱發斑疹及溫熱病邪入營血、熱甚心煩、舌絳神昏等症。常用的藥材有生地黃、牡丹皮、玄參、赤芍、水牛角等。

　　清熱涼血藥適用於熱在血分證，若氣血兩燔，可配合清熱瀉火藥同用。

生地黃 味甘苦，性寒，入心、肝、腎經；10~15克，鮮地黃用至12~30克。

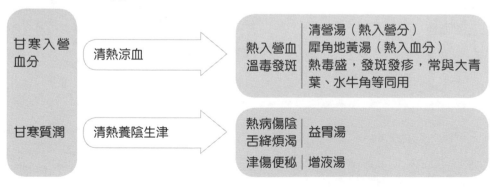

| 甘寒入營血分 | 清熱涼血 | 熱入營血 溫毒發斑 | 清營湯（熱入營分）犀角地黃湯（熱入血分）熱毒盛，發斑發疹，常與大青葉、水牛角等同用 |
|---|---|---|---|
| 甘寒質潤 | 清熱養陰生津 | 熱病傷陰 舌絳煩渴 | 益胃湯 |
| | | 津傷便秘 | 增液湯 |

牡丹皮　味辛、苦，性微寒，入心、肝、腎經；6~12克。

| | | | |
|---|---|---|---|
| 苦寒，入心肝血分 | 清解營血分實熱 → | 熱入營血之發斑、出血 | 犀角地黃湯（吐血、衄血）溫毒發斑，可配梔子、大黃、黃芩等 |
| | 清透陰分伏熱 → | 溫邪傷陰陰虛發熱 | 青蒿鱉甲湯（夜熱早涼、退熱無汗）陰虛內熱，無汗骨蒸，常與生地黃、麥冬等同用 |
| | 清熱涼血，消瘀散癰 → | 癰腫瘡毒 | 可配大黃、白芷、甘草等 |
| 辛行苦泄 | 活血祛瘀 → | 血滯之經閉、痛經，跌仆傷痛 | 桂枝茯苓丸（血滯經閉、痛經）跌仆傷痛，可與紅花、乳香、沒藥等同用 |

**清虛熱藥**

清虛熱藥主要用於治療陰虛內熱證。常用的藥材有地骨皮、青蒿、白薇、銀柴胡等。

 地骨皮　味甘，性寒，入肺、肝、腎經；9~15克。

| | | | |
|---|---|---|---|
| 甘寒清潤入肝腎經 | 清虛熱，除骨蒸 → | 陰虛潮熱骨蒸盜汗 | 常與知母、鱉甲等配伍 |
| | | 內熱消渴 | 常與天花粉、生地黃、麥冬等同用 |
| 性寒入肺經 | 清瀉肺熱 → | 肺火鬱結所致咳嗽氣喘 | 瀉白散 |
| 甘寒入血分 | 清熱涼血止血 → | 血熱妄行之吐血、衄血、尿血等，可與小薊、側柏葉、白茅根等配伍 | |

味辛、苦，性寒，入肝、膽經；6~12克，後下。

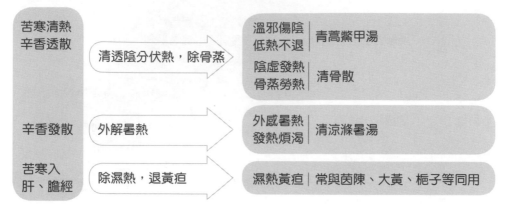

## ✴ 瀉下藥

　　能攻積、逐水，引起腹瀉，或具潤腸通便作用的藥材，稱為「瀉下藥」。可分為潤下藥、攻下藥、竣下逐水藥。竣下逐水藥藥性劇烈，大多有毒，應慎用，例如甘遂、巴豆、京大戟、芫花這些藥材，尤應注意用量與搭配禁忌。

### 潤下藥

　　本類藥材多為植物種子，富含油脂，味甘質潤，能潤滑大腸，促使排便而不致竣泄。適用於年老津枯、產後血虛、熱病傷津及失血等所致的腸燥便秘。常用的藥材有火麻仁、郁李仁、松子仁等。

 味甘，性平，入脾、胃、大腸經；10~15克。

| 甘平，質潤多脂 | 潤腸通便 | 血虛津虧腸燥便秘 | 單品和米煮粥，或與杏仁、郁李仁、紫蘇子等同用 |
| --- | --- | --- | --- |

## 攻下藥

本類藥大多苦寒沉降，主入胃、大腸經，既有較強的攻下通便作用，又有清熱瀉火之效。主要用於大便秘結、燥屎堅結及實熱積滯之症。常用的藥材有大黃、芒硝、番瀉葉、蘆薈等。應用的時候常輔以行氣藥，以加強瀉下及消除脹滿的作用。若治冷積便秘者，須配用溫裡藥*。

**大黃**　味苦，性寒，入脾、胃、大腸、心包、肝經；3~15克，用於瀉下不宜久煎。外用適量，研末敷患處。

| 苦寒瀉下 | 滌蕩腸胃，清熱瀉火 | 實熱積滯便秘 | 大承氣湯（實熱便秘）<br>溫脾湯（脾陽不足，冷積便秘）<br>增液承氣湯（熱結津傷）<br>黃龍湯（裡實熱結而氣血不足） |
| --- | --- | --- | --- |
| 苦寒入心包、肝經 | 涼血解毒，逐瘀通經 | 產後瘀阻<br>瘀血經閉<br>跌打損傷<br>癰腫疔瘡<br>腸癰腹痛 | 下瘀血湯（產後惡露不淨）<br>核桃承氣湯（瘀血經閉）<br>復元活血湯（跌打損傷） |
| 苦寒燥濕 | 瀉下通便，疏導濕熱 | 濕熱痢疾<br>黃疸尿赤<br>淋證 | 濕熱痢疾，與黃連、木香等同用<br>茵陳蒿湯（黃疸尿赤）<br>八正散（濕熱淋證） |

* 溫裡藥：凡以溫裡祛寒、治療裡寒證為主要作用的藥物，稱為溫裡藥，又叫祛寒藥。溫裡藥多味辛而性溫熱，以其辛散溫通、偏走臟腑而能溫裡散寒、溫經止痛，個別藥物還能助陽、回陽，故可以用治裡寒證。即《內經》所謂「寒者熱之」、《本經》所謂「療寒以熱藥」之意。溫裡藥因其主要歸經之不同而奏多種效用。其主入脾胃經者，能溫中散寒止痛，可用治脾胃受寒或脾胃虛寒證；其主人肺經者，能溫肺化飲而治肺寒痰飲證；主入肝經者，能溫肝散寒止痛而治肝經受寒少腹痛、寒疝作痛或厥陰頭痛等，主入腎經者，能溫腎助陽而治腎陽不足證；主入心腎兩經者，能溫陽通豚而治心腎陽虛證，或能回陽救逆而治亡陽厥逆證。

## ＊祛風濕藥

凡具有祛除風濕、解除痹痛功能的藥材，稱為「祛風濕藥」。可分為
祛風寒濕藥、祛風濕熱藥、祛風濕強筋骨藥。

### 祛風寒濕藥

本類藥多味辛苦性溫，辛能行散祛風，苦能燥濕，溫通祛寒。適用於
風寒濕痹、肢體關節疼痛、痛有定處、遇寒加重等。

 味辛、苦，性微溫，入腎、膀胱經；3~10克。

| 辛散溫通性善下行 | 祛風濕，止痹痛 → | 風寒濕痹腰膝疼痛 | 獨活寄生湯（痹證日久正虛，腰膝痠軟，關節屈伸不利）<br>風寒濕痹，肌肉、腰背、手足疼痛，與當歸、白朮、牛膝同用 |
|---|---|---|---|
| 辛散苦燥溫通 | 發散風寒濕邪而解表 → | 風寒夾濕頭痛 | 羌活勝濕湯 |

 味辛、鹹，性溫，入膀胱經；6~10克。

| 辛散溫通 | 祛風濕，通經止痛 → | 風濕痹痛 | 威靈仙散（風邪偏盛，拘攣掣痛，游走不定） |
|---|---|---|---|
| 味鹹 | 軟堅而消骨鯁 → | 骨鯁咽喉 | 可單用或與砂糖、醋煎後慢慢咽下，也可與砂仁、砂糖煎服 |

味辛，性溫，入肝、胃經；3~12克，後下。

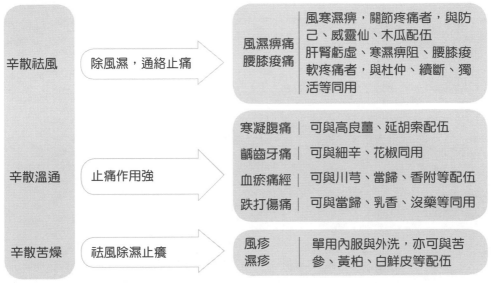

| 辛散祛風 | 除風濕，通絡止痛 | 風濕痹痛腰膝痠痛 | 風寒濕痹，關節疼痛者，與防己、威靈仙、木瓜配伍<br>肝腎虧虛、寒濕痹阻、腰膝痠軟疼痛者，與杜仲、續斷、獨活等同用 |
| 辛散溫通 | 止痛作用強 | 寒凝腹痛 | 可與高良薑、延胡索配伍 |
| | | 齲齒牙痛 | 可與細辛、花椒同用 |
| | | 血瘀痛經 | 可與川芎、當歸、香附等配伍 |
| | | 跌打傷痛 | 可與當歸、乳香、沒藥等同用 |
| 辛散苦燥 | 祛風除濕止癢 | 風疹濕疹 | 單用內服與外洗，亦可與苦參、黃柏、白鮮皮等配伍 |

**祛風濕熱藥**

　　本類藥多味辛苦性寒，辛能行散，苦能降泄，寒能清熱。主要用於風濕熱痹、關節紅腫熱痛。

味苦，性平，入肝經；9~15克。

| 味苦燥濕，祛風而善達四肢 | 祛風濕，通利關節 | 風濕痹痛 | 單用煎服治風濕痹痛<br>痹痛偏寒者，配桂枝、威靈仙等<br>偏熱者，配絡石藤、忍冬藤等<br>偏氣血虛者，配黃耆、當歸等 |

味苦、辛，性平，入胃、肝、膽經；3~10克。

| 辛散苦泄 | 清熱除痹 → | 風濕痹證<br>骨節痠痛 | 秦艽天麻湯（風寒濕痹）<br>熱痹，配防己、絡石藤、忍冬藤 |
|---|---|---|---|
| 苦以降泄<br>燥濕 | 清肝膽濕熱而退黃 → | 濕熱黃疸 | 山茵陳丸 |
| 味苦質偏潤 | 退虛熱，除骨蒸 → | 骨蒸潮熱 | 秦艽鱉甲散 |

 味苦、辛，性寒，入膀胱、肺經；5~10克。

| 辛能行散<br>苦寒降泄 | 祛風除濕止痛，清熱 → | 風濕痹痛 | 宣痹湯（濕熱痹）<br>風寒濕痹，與麻黃、威靈仙等同用 |
|---|---|---|---|
| 苦寒降泄 | 清熱利水消腫 → | 水腫<br>腳氣<br>小便不利 | 防己黃耆湯（風水浮腫，身重汗出惡風）<br>防己茯苓湯（水腫，小便短少）<br>己椒藶黃丸（濕熱腹脹水腫）<br>腳氣腫痛，配木瓜、牛膝等 |

本類藥主入肝腎經，除祛風濕外，兼有補肝腎、強筋骨作用。主要用於風濕日久、肝腎虛損、腰膝痠軟、腳弱無力等。

桑寄生　味苦、甘，性平，入肝、腎經；9~15克。

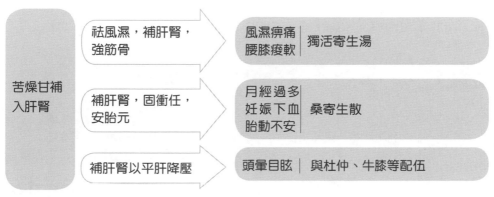

五加皮　味辛、苦，性溫，入肝、腎經；5~10克。

苦燥甘補入肝腎

祛風濕，補肝腎，強筋骨 → 風濕痹痛 腰膝痠軟｜獨活寄生湯

補肝腎，固衝任，安胎元 → 月經過多 妊娠下血 胎動不安｜桑寄生散

補肝腎以平肝降壓 → 頭暈目眩｜與杜仲、牛膝等配伍

辛散苦燥溫能驅寒兼有補益之功

燥濕祛風 → 風濕痹痛 久病體虛｜五加皮酒、五加皮散

溫補肝腎，強筋骨 → 筋骨痿軟 體虛乏力｜常與牛膝、杜仲配伍

利水消腫 → 水腫 腳氣腫痛｜五皮散（水腫，小便不利）寒濕之腳氣腫痛，可與木瓜、蠶砂、吳茱萸等配伍

## * 利水滲濕藥

能通利水道、滲除水濕的藥材稱為「利水滲濕藥」。可分為利水消腫藥、利尿通淋藥、利濕退黃藥。

本類藥多味甘、淡平或微寒，淡能滲泄水濕，使小便暢利，水腫消退。用於水濕內停之水腫、小便不利，以及泄瀉、痰飲等。

茯苓　味甘、淡，性平，入心、脾、腎經；10~15克。

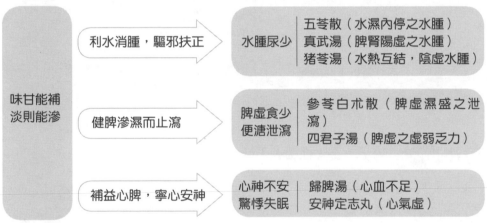

| 味甘能補淡則能滲 | 利水消腫，驅邪扶正 | 水腫尿少 | 五苓散（水濕內停之水腫）<br>真武湯（脾腎陽虛之水腫）<br>豬苓湯（水熱互結，陰虛水腫） |
| --- | --- | --- | --- |
| | 健脾滲濕而止瀉 | 脾虛食少<br>便溏泄瀉 | 參苓白朮散（脾虛濕盛之泄瀉）<br>四君子湯（脾虛之虛弱乏力） |
| | 補益心脾，寧心安神 | 心神不安<br>驚悸失眠 | 歸脾湯（心血不足）<br>安神定志丸（心氣虛） |

玉米鬚　味甘、淡，性平，歸膀胱、肝、膽經；15~30克，鮮品加倍。

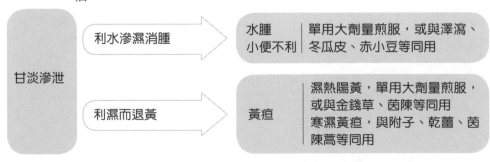

| 甘淡滲泄 | 利水滲濕消腫 | 水腫<br>小便不利 | 單用大劑量煎服，或與澤瀉、冬瓜皮、赤小豆等同用 |
| --- | --- | --- | --- |
| | 利濕而退黃 | 黃疸 | 濕熱陽黃，單用大劑量煎服，或與金錢草、茵陳等同用<br>寒濕黃疸，與附子、乾薑、茵陳蒿等同用 |

味甘、淡，性寒，入腎、膀胱經；6~10克。

| 甘淡則能滲濕，寒則能除熱 | 利水滲濕 → | 脹滿水腫小便不利 | 五苓散（小便不利，水腫）<br>胃苓湯（脾虛濕蘊之泄瀉）<br>澤瀉湯（飲停心下之頭目暈眩） |
| | 清膀胱之熱，瀉腎經之火 → | 熱淋澀痛遺精 | 熱淋澀痛，常與木通、車前子同用<br>六味地黃丸（腎陰虛之潮熱遺精） |
| | 利水滲濕，化濁降脂 → | 高血脂症 | 與決明子、荷葉、製何首烏等同用 |

 味甘、淡，性微寒，入脾、胃、肺經；9~30克；孕婦慎用。

| 淡滲甘補寒則清熱 | 利水消腫，健脾補中 → | 小便不利水腫腳氣 | 小便不利，與茯苓、白朮、黃耆等同用<br>水腫、腳氣，與防己、木瓜、蒼朮等同用 |
| | 健脾止瀉 → | 脾虛泄瀉 | 參苓白朮散 |
| | 清肺熱，排膿消癰 → | 肺癰、腸癰 | 葦莖湯（肺癰）<br>薏苡附子敗醬散（腸癰） |

**利尿通淋藥**

本類藥多苦寒，或甘淡寒，苦能降泄，寒能清熱，走下焦則清利下焦濕熱、利尿通淋。主要用於熱淋、血淋、石淋、膏淋等。

 味甘、淡，性微寒，入肺、胃經；3~5克；孕婦慎用。

| 甘淡滲泄 性寒而質輕 | 引熱下降而利小便 | 濕熱淋證 水腫尿少 | 通草飲子（熱淋之小便不利） 通草散（水濕停聚之水腫尿少） |
|---|---|---|---|
| 入胃經 | 通胃氣上達而下乳汁 | 產後乳汁 不下 | 通乳湯 |

 味甘，性寒，入肝、腎、小腸、肺經；9~15克，包煎。

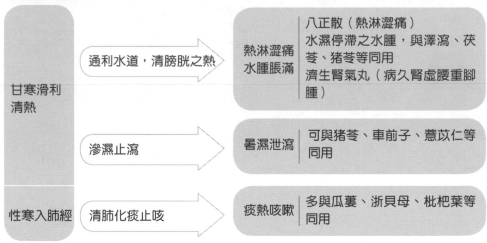

| 甘寒滑利 清熱 | 通利水道，清膀胱之熱 | 熱淋澀痛 水腫脹滿 | 八正散（熱淋澀痛） 水濕停滯之水腫，與澤瀉、茯苓、豬苓等同用 濟生腎氣丸（病久腎虛腰重腳腫） |
|---|---|---|---|
| | 滲濕止瀉 | 暑濕泄瀉 | 可與豬苓、車前子、薏苡仁等同用 |
| 性寒入肺經 | 清肺化痰止咳 | 痰熱咳嗽 | 多與瓜蔞、浙貝母、枇杷葉等同用 |

**利濕退黃藥**

本類藥多苦寒，能清瀉濕熱、利膽退黃，主要用於濕熱黃疸，症見目黃、身黃、小便黃等。

**茵陳**　味苦、辛，性微寒，入脾、胃、肝、膽經；6~15克；外用適量，煎湯薰洗。

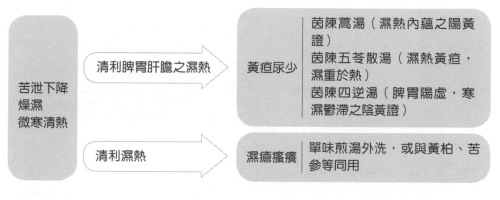

| 苦泄下降燥濕微寒清熱 | 清利脾胃肝膽之濕熱 | 黃疸尿少 | 茵陳蒿湯（濕熱內蘊之陽黃證）<br>茵陳五苓散湯（濕熱黃疸，濕重於熱）<br>茵陳四逆湯（脾胃陽虛，寒濕鬱滯之陰黃證） |
| | 清利濕熱 | 濕瘡瘙癢 | 單味煎湯外洗，或與黃柏、苦參等同用 |

**金錢草**　味甘、鹹，性微寒，入肝、膽、腎、膀胱經；15~60克。

| 性微寒入肝、膽經 | 清熱利濕退黃 | 濕熱黃疸膽脹脅痛 | 濕熱黃疸，常與茵陳、大黃、鬱金等同用<br>肝膽結石、膽脹脅痛，可與茵陳、大黃、鬱金等同用 |

## * 化濕藥

　　能化除濕濁、醒悅脾胃的藥材，稱為「化濕藥」。常用的藥材有廣藿香、佩蘭、砂仁、厚朴、豆蔻、蒼朮、草果等。

 味辛，性微溫，入脾、胃、肺經；3~10克。

| 辛散溫通<br>氣味芳香<br>入脾、胃經 | 化濕濁 ⟶ | 濕濁中阻之<br>脘腹痞悶 | 不換金正氣散 |
| | 芳香化濕，和中止嘔 ⟶ | 濕濁中阻之<br>嘔吐 | 藿香半夏湯<br>偏熱者配黃連、竹茹等，偏寒者配生薑、白豆蔻等 |

 味辛，性平，入脾、胃、肺經；3~10克。

| 辛散<br>氣味芳香 | 發表解暑 ⟶ | 暑濕表證<br>濕溫初起<br>發熱倦怠<br>胸悶不舒 | 常與藿香、荷葉、青蒿等同用。若濕溫初起，可與滑石、薏苡仁、藿香等同用 |
| 氣味芳香<br>入胃經 | 芳香化濕，醒脾開胃 ⟶ | 濕濁中阻<br>脘痞*嘔噁<br>口臭多涎 | 蘭草湯（口臭）<br>脘痞嘔噁，配蒼朮、厚朴、白豆蔻等 |

---

* 脘痞：因肝胃氣機阻滯，或脾胃氣虛而造成的胃脘部飽脹，滿悶不舒的症狀。

味辛，性溫，入脾、胃、腎經；3~6克，後下。

辛散溫通
氣味芳香
入脾胃經

化濕醒脾開胃 ➡ 濕濁中阻 脘痞不飢 | 香砂枳朮丸（脾胃氣滯）
香砂六君子湯（脾胃氣虛）

善溫中暖胃
而止吐止瀉 ➡ 脾胃虛寒之 嘔吐泄瀉 | 單用研末吞服，或與乾薑、製附子等同用

行氣和中而止嘔安胎 ➡ 妊娠嘔吐 | 縮砂丸（妊娠嘔吐）
泰山磐石散（胎動不安）

 味苦、辛，性溫，入脾、胃、肺、大腸經；3~10克。

苦燥辛散
入脾、
胃、肺、
大腸經

燥濕下氣除脹 ➡ 濕滯傷中 脘痞吐瀉 | 平胃散

下氣寬中，消積導滯 ➡ 食積氣脹 腹脹便秘 | 厚朴三物湯（積滯便秘）
大承氣湯（熱結便秘）

燥濕消痰，下氣平喘 ➡ 痰飲咳喘 | 蘇子降氣湯（痰飲阻肺）
厚朴麻黃湯（寒飲化熱）
桂枝湯加厚朴杏子湯（寒動宿喘）

## * 理氣藥

能調理氣分、舒暢氣機的藥材稱為理氣藥。因善於行散氣滯,故又稱為行氣藥,作用較強者稱為破氣藥。常用的藥材有陳皮、枳實、木香、佛手、玫瑰花、檀香、甘松、路路通等。

 味辛、苦,性溫,入脾、肺經;3~10克。

| 辛香走竄溫通苦燥入脾胃經 | 行氣除脹燥濕 | 脘腹脹滿食少嘔吐 | 平胃散(寒濕阻滯)保和丸(食積氣滯)異功散(脾虛氣滯) |
| --- | --- | --- | --- |
| 苦降 | 下氣止嘔 | 嘔吐呃逆 | 橘皮湯(屬寒者)橘皮竹茹湯(屬熱者) |
| 苦燥溫通辛散 | 燥濕化痰,理氣寬胸 | 濕痰寒痰咳嗽痰多 | 二陳湯(濕痰咳嗽)苓甘五味姜辛湯(寒痰咳嗽) |

 味辛、苦,性溫,入肺、脾、胃、肝經;3~10克。

| 辛香走竄味苦疏泄 | 疏肝解鬱,行氣止痛 | 肝胃氣滯胸脇脹痛 | 與柴胡、香附、鬱金等同用 |
| --- | --- | --- | --- |
| 辛散苦降入脾胃經 | 理氣和中止痛 | 脾胃氣滯食少嘔吐 | 與木香、香附、砂仁等同用 |
| 苦燥溫通辛香行氣 | 燥濕化痰 | 痰濕咳嗽痰多胸悶 | 與絲瓜絡、瓜蔞皮、陳皮等同用 |

味甘、微苦，性溫，入肝、脾經；3~6克。

| 芳香行氣味苦疏泄 | → 疏肝行氣，寬中和胃 | → | 肝胃氣痛食少惡嘔乳房腫脹 | 與香附、佛手、砂仁等同用 |
| 性溫通行 | → 活血止痛 | → | 跌仆腫痛 | 與赤芍、當歸、川芎等配伍 |

 味苦、辛、酸，性微寒，入脾、胃經；3~10克；孕婦慎用。

| 辛行苦降入脾胃經 | → 破氣消積導滯 | → | 積滯內停大便不通 | 麴麥枳實丸（食積氣滯）大承氣湯（熱結便秘）枳實導滯丸（濕熱痢疾） |
| | → 行氣化痰以消痞 | → | 痰阻氣滯胸痹結胸 | 枳實薤白桂枝湯（痰濁閉阻）小陷胸加枳實湯（痰熱結胸）枳實消痞丸（痞滿、食欲不振） |

 味辛、苦，性溫，入脾、胃、大腸、三焦、膽經；3~6克。

| 辛行苦泄溫通，芳香氣烈 | → 通理三焦，行脾胃氣滯 | → | 脾胃氣滯脘腹脹痛不思飲食 | 脾胃氣滯，單用或與砂仁、陳皮、厚朴同用食滯中焦，與陳皮、半夏、枳實等同用木香乾薑枳朮丸（寒凝中焦）香砂枳朮丸（脾虛食少）香砂六君子湯（脾虛氣滯） |
| 辛行苦降入大腸經 | → 行大腸滯氣 | → | 瀉痢後重 | 香連丸（濕熱瀉痢）木香檳榔丸（飲食積滯） |
| 辛香能行味苦能泄走三焦和膽經 | → 疏理肝膽、三焦之氣 | → | 胸脇脹痛黃疸疝氣 | 導氣湯（寒疝腹痛）濕熱鬱蒸之脇痛、黃疸口苦，與鬱金、大黃、茵陳等配伍 |

## ＊ 消食藥

　　能消化食積的藥材，稱為「消食藥」。本類藥多味甘性平，入脾、胃經，具有消食化積、健胃和中之功。部分消食藥又兼有行氣、活血、祛痰等功效。常用的藥材有六神麴、萊菔子、雞內金、山楂、麥芽、穀芽等。

　　本類藥雖然多數藥效比較緩和，但仍有耗氣之弊，故虛而無積滯者慎用。

 味甘、辛，性溫，入脾、胃經；6~15克。

| 辛散甘溫 | 辛以行散消食 甘溫健胃和中 → | 飲食積滯 | 常與山楂、麥芽、木香等同用 |

 味酸、甘，性微溫，入脾、胃、肝經；9~12克。

| 酸甘，微溫不熱 | 消食化積，除脹 → | 各種飲食積滯 | 單味煎服，或配萊菔子、神麴等，脹氣可配伍木香、青皮 |
| 溫通兼入肝經血分 | 通行氣血，活血祛瘀 → | 產後瘀阻腹痛，血瘀經閉 | 通瘀煎（產後瘀阻腹痛，血瘀經閉） |
| | | 胸痹心痛 | 胸痹心痛，常與川芎、桃仁、紅花等同用 |
| 味酸 | 化濁降脂 → | 高血脂症 冠心病 高血壓 | 單用生山楂，或配伍丹參、三七、葛根等 |

味甘，性平，入脾、胃、小腸、膀胱經；3~10克。

| 甘補和中入脾胃經 | 消食，健運脾胃 → | 食積嘔吐小兒疳積 | 研末單服即有效，食積較重者，常與山楂、麥芽等同用；小兒脾虛疳積，常配伍白朮、山藥、使君子 |

 味甘，性平，入脾、胃、肝經；10~15克，回乳炒用60克。

| 甘補和中入脾胃經 | 行氣消食，健脾開胃 → | 脾虛食少 | 健脾丸 |
| | | 食積不化 | 常與山楂、神麴、雞內金等同用（米麴薯芋類） |
| 炒用大劑量 | 回乳消脹 → | 乳汁鬱積乳房脹痛 | 單味炒用 |

## ＊止血藥

　能制止體內外出血的藥材，稱為「止血藥」。分為涼血止血藥、化瘀止血藥、收斂止血藥和溫經止血藥。

**涼血止血藥**

　本類藥材性屬寒涼，味多甘苦，入血分，能清瀉血分之熱而止血，適用於血熱妄行所致的各種出血證。常用的藥材有大薊、地榆、小薊、側柏葉、槐花、白茅根等。

 味甘、苦，性寒，入心、肝經；9~15克。

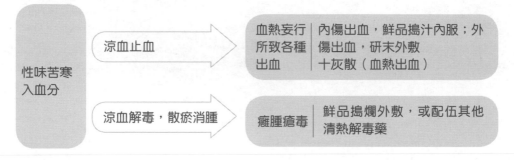

 味苦、酸澀，性寒，入肝、大腸經；9~15克。

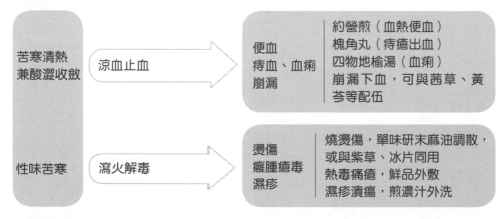

### 化瘀止血藥

本類藥材既能止血，又能化瘀，主治瘀血內阻、血不循經之出血病證。常用的藥材有三七、茜草、蒲黃等。

 味甘、微苦，性溫，入肝、胃經；3~9克；研粉吞服，一次1~3克；外用適量。孕婦慎用。

| 甘補溫通<br>入肝經血分 | 止血不留瘀<br>化瘀不傷正 → | 各種出血證 | 外傷出血，單用本品或與龍骨等同用<br>化血丹（吐血、尿血、便血）<br>亦可單味內服 |
| --- | --- | --- | --- |
| | 活血消腫，止痛力強 → | 胸腹刺痛<br>跌仆腫痛 | 單味研磨，黃酒送服<br>破皮者外敷<br>癰疽潰爛者，用腐盡生肌散 |

茜草 味苦，性寒，入肝經；6~10克。

| 苦寒清熱<br>善走血分 | 涼血，化瘀止血 → | 血熱妄行或血瘀脈絡之出血證 | 吐血不止，單品研磨煎服<br>茜根散（嘔血）<br>固衝湯（氣虛崩漏）<br>血熱崩漏，與白茅根、小薊等同用 |
| --- | --- | --- | --- |
| | 活血通經 → | 瘀阻經閉<br>風濕痹痛<br>跌仆腫痛 | 瘀阻經閉，單品酒煎服，或與桃仁、紅花、當歸等同用<br>風濕痹證，單味泡酒，或與雞血藤、延胡索等同用<br>跌打損傷，單味泡酒，或與三七、乳香、沒藥等同用 |

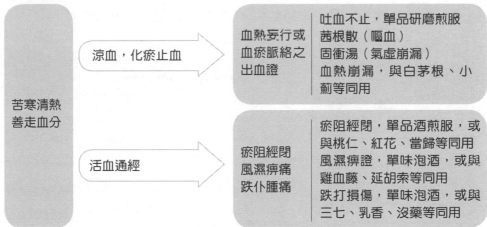

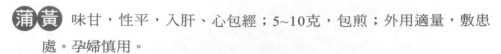

蒲黃 味甘，性平，入肝、心包經；5~10克，包煎；外用適量，敷患處。孕婦慎用。

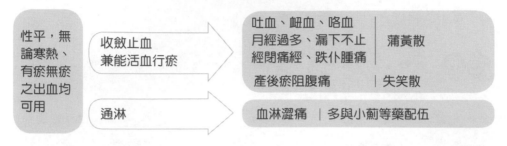

### 收斂止血藥

本類藥材性大多味澀，能收斂止血，適用於各種出血證而無瘀滯者。常用的藥材有仙鶴草、白芨、藕節等。

此類藥因其性收澀，有留瘀戀邪之弊，故臨證多與化瘀止血藥或活血化瘀藥同用。出血有瘀或出血初期邪實者慎用。

仙鶴草 味苦、澀，性平，入心、肝經；6~12克，外用適量。

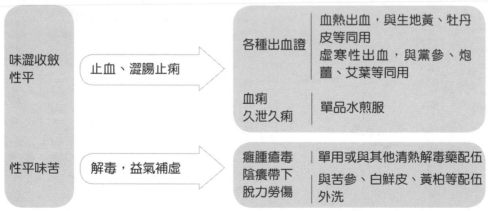

味苦、甘、澀，性微寒，入肝、肺、胃經；6~15克；研末吞服，3~6克；外用適量。不宜與川烏、製川烏、草烏、製草烏、附子同用。

| 味澀質黏 | 收斂止血 | 咯血吐血 | 白芨枇杷丸（咯血）<br>白芨湯（吐血） |
| --- | --- | --- | --- |
| | | 外傷出血 | 外傷出血，研末水調外敷 |
| 寒涼苦泄<br>味澀收斂 | 瀉血中壅滯，<br>斂瘡生肌 | 瘡瘍腫痛<br>燒燙傷 | 內消散（瘡瘍初起）<br>生肌乾膿散（瘡瘍已潰） |

藕節 味甘、澀，性平，入肝、肺、胃經；9~15克。

| 味澀質黏<br>性平 | 收斂止血化瘀，止血<br>不留瘀 | 各種出血證 | 吐血、衄血，取鮮品搗汁服<br>血淋、尿血，可用小薊飲子 |
| --- | --- | --- | --- |

### 溫經止血藥

本類藥材性屬溫熱，能溫裡散寒、益脾陽、固衝任而統攝血液，具有溫經止血之效。適用於脾不統血、衝任失固之虛寒型出血病證。常用的藥材有艾葉、炮薑等。

**艾 葉** 味苦、辛，性溫，有小毒，入肝、脾、腎經；3~9克；外用適量，供灸治或薰洗用。

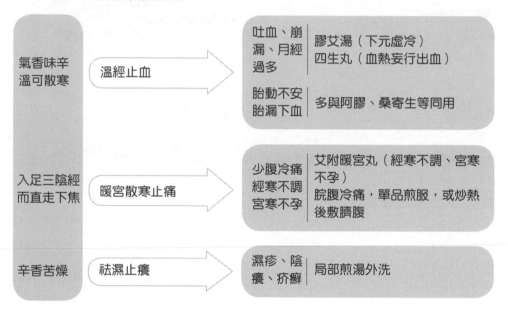

| 氣香味辛溫可散寒 | 溫經止血 | 吐血、崩漏、月經過多 | 膠艾湯（下元虛冷）四生丸（血熱妄行出血） |
| | | 胎動不安胎漏下血 | 多與阿膠、桑寄生等同用 |
| 入足三陰經而直走下焦 | 暖宮散寒止痛 | 少腹冷痛經寒不調宮寒不孕 | 艾附暖宮丸（經寒不調、宮寒不孕）脘腹冷痛，單品煎服，或炒熱後敷臍腹 |
| 辛香苦燥 | 祛濕止癢 | 濕疹、陰癢、疥癬 | 局部煎湯外洗 |

註：艾葉為溫灸的主要原料，製成艾炷熏灸穴位，能溫煦氣血、通達經絡。

味辛，性熱，入脾、胃、腎經；3~9克。

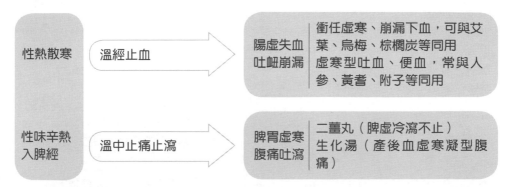

## * 活血化瘀藥

　　能通利血脈、促進血行、消散瘀血的藥材，稱為「活血祛瘀藥」。分為活血止痛藥、活血調經藥、活血療傷藥、破血消癥藥。此類藥材孕婦應慎用。

### 活血止痛藥

　　本類藥材辛散善行，既入血分，又入氣分，能活血行氣止痛。常用的藥材有川芎、鬱金、延胡索、乳香、沒藥、薑黃等。

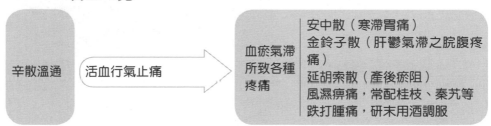 味辛、苦，性溫，入肝、脾、心經；3~10克；研末吞服，一次1.5~3克。

味辛，性溫，入肝、膽、心包經；3~10克。

| 辛香行散溫通祛寒 | 溫通血脈，活血祛瘀，行氣通滯 → | 血瘀氣滯胸痹心痛跌仆腫痛月經不調痛經 | 柴胡疏肝散（肝鬱脅痛）<br>血府逐瘀湯（肝血瘀阻之痛經經閉）<br>溫經湯（寒凝血瘀之痛經）<br>生化湯（產後瘀阻腹痛）<br>跌仆腫痛，常與三七、乳香同用<br>胸痹心痛，常配丹參、紅花等 |
| 辛香發散、行氣 | 祛風止痛 → | 頭痛風濕痹證 | 川芎茶調散（風寒頭痛）<br>川芎散（風熱頭痛）<br>羌活勝濕湯（風濕頭痛）<br>通竅活血湯（血瘀頭痛）<br>蠲痹湯（風濕痹阻） |

 味辛、苦，性溫，入心、肝、脾經；煎湯或入丸、散，3~5克；外用適量，研末調敷。

| 辛香走竄苦泄溫通 | 行氣通滯，散瘀止痛，活血生肌 → | 血瘀氣滯諸痛 | 手拈散（胃脘疼痛）<br>活絡效靈丹（產後瘀阻腹痛）<br>蠲痹湯（風寒濕痹）<br>胸痹心痛，常配當歸、丹參、沒藥等 |
| | | 跌打損傷癰腫瘡瘍 | 七厘散（跌打損傷）<br>仙方活命飲（瘡癰初起）<br>醒消丸（癰腫堅硬不消）<br>海浮散（瘡瘍潰破，外用） |

味辛、苦，性寒，入心、肝、膽經；3~10克；不宜與丁香、母丁香同用。

| 辛散苦泄入肝經 | → 活血止痛，疏肝行氣解鬱 | 血瘀氣滯、胸痺心痛、跌仆腫痛、月經不調、痛經、乳房脹痛 | 顛倒木金散（氣血瘀滯之胸痺疼痛）宣鬱通經湯（肝鬱化熱之經行腹痛） |
| 辛散性寒入心經 | → 清心涼血，利膽退黃 | 熱病神昏癲癇發狂黃疸尿赤 | 菖蒲鬱金湯（濕溫病邪濁所致）白金丸（痰濁蒙蔽心竅所致） |

### 活血調經藥

本類藥材辛散苦泄，具有活血散瘀、通經止痛的功效，善於通血脈而調經水。常用的藥材有丹參、桃仁、紅花、益母草、牛膝、雞血藤、月季花等。

 味苦，性微寒，入心、肝經；10~15克；有「一味丹參功同四物」之說。不宜與藜蘆同用。

| 苦泄，歸心、肝經，入血分 | → 活血祛瘀，調經止痛，祛瘀生新 | 血瘀之月經不調、痛經、產後腹痛 | 單用研末，酒調服；或用寧坤至寶丹 |
| | | 血瘀之胸痺心痛 | 丹參飲 |
| | | 跌打損傷 | 活絡效靈丹 |
| | | 風濕痺痛 | 配伍牛膝、杜仲、桑寄生 |
| 性微寒，入心、肝血分 | → 清心除煩，涼血消癰 | 心煩不眠瘡瘍腫痛 | 清營湯消乳湯 |

**桃仁** 味苦、甘,性平,入心、肝、大腸經;5~10克。有小毒,孕婦慎用。

| 苦泄,入心、肝血分 | 通血滯,祛瘀力強 | 經閉痛經 \| 桃紅四物湯<br>產後腹痛 \| 生化湯<br>跌仆損傷 \| 復元活血湯<br>痞塊 \| 桂枝茯苓丸 |
| --- | --- | --- |
| 富含油脂 | 潤腸通便 | 腸燥便秘 \| 潤腸丸 |
| 味苦降泄 | 降肺氣,止咳平喘 | 咳嗽氣喘 \| 雙仁丸 |

**紅花** 味辛,性溫,入肝、心經;3~10克。孕婦慎用。

| 入心肝血分,辛散溫通 | 活血祛瘀,溫經止痛力強 | 血瘀經閉 \| 紅藍花酒(腹中血氣刺痛)<br>痛經 \| 桃紅四物湯(經閉痛經)<br>惡露不行 \| 紅花散(產後瘀血腹痛)<br>瘀滯腹痛 \| 血府逐瘀湯<br>脅肋刺痛 \| 復元活血湯<br>胸痹心痛 \| 常配桂枝、瓜蔞、丹參等 |
| --- | --- | --- |

**益母草** 味辛、微苦,性微寒,入心包、肝、膀胱經;9~30克,鮮品12~40克。孕婦慎用。

| 辛散入血分 | 活血調經 | 血瘀痛經 經閉 惡露不盡 \| 益母草膏(血瘀痛經,經閉)<br>惡露不盡,單味煎湯,或與川芎、當歸、乳香等同用 |
| --- | --- | --- |
| 苦以通泄 | 利水消腫 | 水瘀互結之水腫尿少 \| 單用,或與白茅根、澤蘭等同用 |
| 味苦性寒 | 清熱解毒 | 瘡瘍腫毒 \| 單用外洗或外敷 |

味苦、甘、酸,性平,入肝、腎經;5~12克。孕婦慎用。

| 苦泄甘緩<br>入肝經血分 | 活血逐瘀,通經止痛 | 瘀滯之經<br>閉、痛<br>經,胞衣<br>不下 | 血府逐瘀湯(瘀滯經閉、痛經)<br>牛膝湯(胞衣不下) |
| | | 跌仆傷痛 | 常配伍續斷、當歸、紅花 |
| 苦泄下行 | 利尿通淋,引血下行 | 淋證、水腫、頭痛、眩暈、牙痛、口瘡、吐血、衄血 | 淋證,配伍冬葵子、瞿麥、滑石等<br>加味腎氣丸(水腫、小便不利) |
| 味甘緩補 | 補肝腎、強筋骨 | 腰膝痠軟<br>筋骨無力 | 獨活寄生湯(痹痛日久)<br>三妙丸(濕熱成痿) |

### 活血療傷藥

　　本類藥材辛散苦泄,具有活血散瘀、通經止痛的功效,善於通血脈而調經水。常用的藥材有丹參、桃仁、紅花、益母草、牛膝、雞血藤、月季花等。

 味甘、鹹,性平,入心、肝經;3~9克。孕婦慎用。

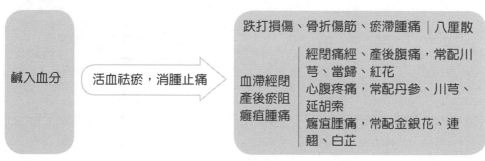

| 鹹入血分 | 活血祛瘀,消腫止痛 | 跌打損傷、骨折傷筋、瘀滯腫痛 | 八厘散 |
| | | 血滯經閉<br>產後瘀阻<br>癥瘕腫痛 | 經閉痛經、產後腹痛,常配川芎、當歸、紅花<br>心腹疼痛,常配丹參、川芎、延胡索<br>癰疽腫痛,常配金銀花、連翹、白芷 |

味苦，性溫，入肝、腎經；3~9克。

| 溫通 | 療傷止痛 | 跌仆閃挫筋骨折傷 | 單品酒浸服，並外敷，或水煎服，也可用骨碎補散 |
|---|---|---|---|
| 溫補入腎經 | 溫補腎陽，強筋健骨 | 腎虛腰痛筋骨痿軟耳鳴齒鬆 | 腎虛腰痛，配補骨脂、牛膝等<br>腎虛耳鳴、牙痛，配熟地黃、山茱萸等<br>腎虛久泄，配補骨脂、益智仁、吳茱萸等 |
| 苦燥止癢 | 外用消風袪斑 | | 外治斑禿、白癜風 |

### 破血消癥藥

本類藥材多味辛苦，兼有鹹味，主入肝經血分，藥性峻猛。常用的藥材包括莪朮、水蛭、斑蝥等。孕婦禁用此類藥材。

 味辛、苦，性溫，入肝、脾經；6~9克。孕婦禁用。

| 辛散苦泄溫通，入血分、氣分 | 破血行氣，散瘀消癥 | 氣血瘀滯之經閉、胸痛痞塊 | 莪朮散（經閉腹痛）<br>胸痹心痛，常配丹參、川芎等<br>體虛久瘀不消，常配黃耆、黨參等 |
|---|---|---|---|
| 辛散苦泄入脾經 | 行氣止痛，消食化積 | 食積氣滯脘腹脹痛 | 莪朮丸（食積氣滯）<br>脾虛食積腹脹，常配黨參、白朮、茯苓等 |

146

## * 化痰止咳平喘藥

化除痰涎、制止咳嗽、平定氣喘的藥材，稱為「化痰止咳平喘藥」。分為溫化寒痰藥、清化熱痰藥、止咳平喘藥。

### 溫化寒痰藥

本類藥材味多辛苦，性多溫燥，有溫肺驅寒、燥濕化痰的功效，部分藥材外用，還可以消腫止痛。常用的藥材有半夏、天南星、白芥子、白附子、旋覆花等。

半夏　味辛，性溫，歸脾、胃、肺經，有毒；內服一般炮製後使用，
3~9克；外用適量，磨汁塗或研末以酒調敷患處。

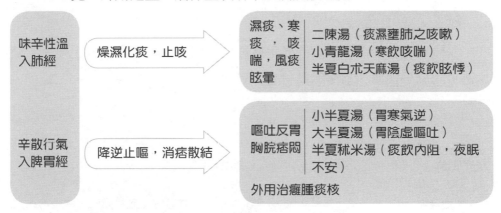

| 味辛性溫入肺經 | 燥濕化痰，止咳 → | 濕痰、寒痰，咳喘，風痰眩暈 | 二陳湯（痰濕壅肺之咳嗽）<br>小青龍湯（寒飲咳喘）<br>半夏白朮天麻湯（痰飲眩悸） |
|---|---|---|---|
| 辛散行氣入脾胃經 | 降逆止嘔，消痞散結 → | 嘔吐反胃胸脘痞悶 | 小半夏湯（胃寒氣逆）<br>大半夏湯（胃陰虛嘔吐）<br>半夏秫米湯（痰飲內阻，夜眠不安） |
| | | 外用治癭腫痰核 | |

半夏、法半夏、薑半夏、清半夏的區別

未製過的稱生半夏；用生石灰、甘草炮製過的稱法半夏；用生薑、白礬炮製過稱薑半夏；用白礬炮製過稱清半夏。生半夏多外用於消腫散結，法半夏則是善和胃燥濕，薑半夏偏於降逆止嘔，清半夏長於燥濕化痰。

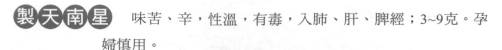

**製天南星** 味苦、辛，性溫，有毒，入肺、肝、脾經；3~9克。孕婦慎用。

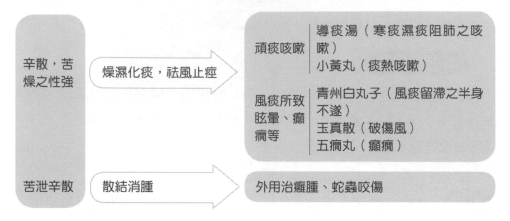

| 辛散，苦燥之性強 | 燥濕化痰，祛風止痙 | 頑痰咳嗽 | 導痰湯（寒痰濕痰阻肺之咳嗽） |
| | | | 小黃丸（痰熱咳嗽） |
| | | 風痰所致眩暈、癲癇等 | 青州白丸子（風痰留滯之半身不遂） |
| | | | 玉真散（破傷風） |
| | | | 五癇丸（癲癇） |
| 苦泄辛散 | 散結消腫 | 外用治癰腫、蛇蟲咬傷 | |

### 清化熱痰藥

　　本類藥材性多寒涼，有清熱化痰之功，部分藥材兼能潤燥化痰、軟堅散結，用於熱痰證。常用的藥材有川貝母、浙貝母、瓜蔞、竹茹、桔梗、昆布等。

**桔梗** 味苦、辛，性平，入肺經；3~10克。

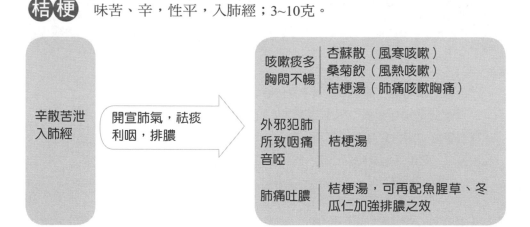

| 辛散苦泄入肺經 | 開宣肺氣，祛痰利咽，排膿 | 咳嗽痰多胸悶不暢 | 杏蘇散（風寒咳嗽） |
| | | | 桑菊飲（風熱咳嗽） |
| | | | 桔梗湯（肺癰咳嗽胸痛） |
| | | 外邪犯肺所致咽痛音啞 | 桔梗湯 |
| | | 肺癰吐膿 | 桔梗湯，可再配魚腥草、冬瓜仁加強排膿之效 |

川貝母　味苦、甘，性微寒，入肺、心經；3~10克，研粉沖服，一次
1~2克。

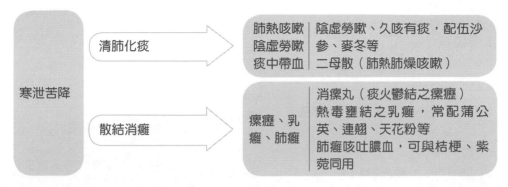

川貝母與浙貝母的區別

川貝母和浙貝母都屬百合科植物，前者主產於四川、西藏、甘肅、雲南等
地，後者主產於浙江。二者功效相似，但浙貝母較川貝母偏苦泄，川貝母更適合
清熱潤肺，浙貝母則是偏於祛痰火。

**瓜蔞** 味甘微苦，性寒，入肺、胃、大腸經；9~15克。不宜與川烏、製川烏、草烏、製草烏、附子同用。

| 甘寒清潤 | 清肺熱，潤肺燥而化熱痰 → | 肺熱咳嗽痰濁黃稠 | 清氣化痰丸（痰熱阻肺）燥熱傷肺、乾咳無痰，配川貝母、天花粉、桑葉等 |
| 苦降 | 導濁痰下行，寬胸散結 → | 痰氣交阻之胸痹心痛、痞滿 | 瓜蔞薤白半夏湯（胸陽不振）小陷胸湯（痰熱結胸） |
| 味甘質潤 | 潤燥滑腸 → | 大便秘結 | 常與火麻仁、郁李仁、生地黃同用 |

**瓜蔞與瓜蔞子、瓜蔞皮的區別**

**瓜蔞**：葫蘆科植物，也稱栝樓，成熟果實整顆乾燥之後可當藥材。清熱滌痰，寬胸散結，潤燥滑腸。用於肺熱咳嗽，痰濁黃稠，胸痹心痛，結胸痞滿，乳癰，腸癰，大便秘結。

**瓜蔞子**：栝樓乾燥的成熟種子，又稱瓜蔞仁。潤肺化痰，滑腸通便。用於燥咳痰黏，腸燥便秘。

**瓜蔞皮**：栝樓的乾燥成熟果皮。清熱化痰，利氣寬胸。常用於痰熱咳嗽，胸悶脇痛。

**止咳平喘藥**

　　本類藥材多入肺經，辛散可宣散肺邪而止咳喘，苦泄可降泄上逆之肺氣，甘潤可潤燥止咳，部分藥材味澀可收斂肺氣以定喘。常用的藥材有苦杏仁、紫蘇子、百部、紫菀、桑白皮、枇杷葉、白果等。

**苦杏仁**　味苦，性微溫，有小毒，入肺、大腸經；5~10克，生品入煎劑後下。內服不宜過量，以免中毒。

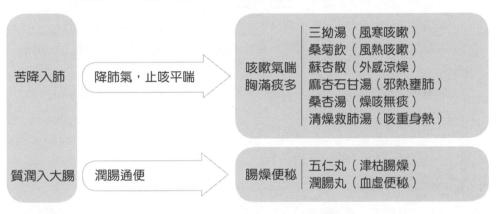

| 苦降入肺 | 降肺氣，止咳平喘 | 咳嗽氣喘胸滿痰多 | 三拗湯（風寒咳嗽）<br>桑菊飲（風熱咳嗽）<br>蘇杏散（外感涼燥）<br>麻杏石甘湯（邪熱壅肺）<br>桑杏湯（燥咳無痰）<br>清燥救肺湯（咳重身熱） |
| --- | --- | --- | --- |
| 質潤入大腸 | 潤腸通便 | 腸燥便秘 | 五仁丸（津枯腸燥）<br>潤腸丸（血虛便秘） |

**百部**　味甘、苦，性微溫，入肺經；3~9克；外用適量，水煎或酒浸。

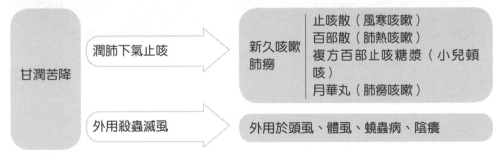

| 甘潤苦降 | 潤肺下氣止咳 | 新久咳嗽肺癆 | 止咳散（風寒咳嗽）<br>百部散（肺熱咳嗽）<br>複方百部止咳糖漿（小兒頓咳）<br>月華丸（肺癆咳嗽） |
| --- | --- | --- | --- |
| | 外用殺蟲滅虱 | 外用於頭虱、體虱、蟯蟲病、陰癢 | |

味辛，性溫，入肺、大腸經；3~10克。

| 性主降<br>質潤<br>入肺經 | 降氣消痰定喘 → | 痰壅氣逆<br>咳嗽氣喘 | 三子養親湯（痰壅氣逆）<br>蘇子降氣湯（久咳痰喘）<br>定喘湯（外感風寒，痰熱內蘊） |
| 富含油脂 | 潤燥滑腸 → | 腸燥便秘 | 紫蘇麻仁粥 |

> 紫蘇子、紫蘇葉、紫蘇梗的區別
>
> 紫蘇子：降氣消痰、平喘、潤腸，用於痰壅氣逆、咳嗽氣喘、腸燥便秘。
>
> 紫蘇葉：解表散寒、行氣和胃，用於風寒感冒、咳嗽嘔噁、妊娠嘔吐、魚蟹中毒。
>
> 紫蘇梗：理氣寬中、止痛、安胎，用於胸膈痞悶、胃脘疼痛、噯氣嘔吐、胎動不安。

 味甘，性寒，入肺經；6~12克。

| 性寒<br>入肺經 | 清瀉肺火，兼瀉肺中水氣而平咳喘 → | 肺熱咳喘 | 瀉白散（肺熱壅盛）<br>補肺湯（肺虛有熱）<br>水飲停肺，常與麻黃、苦杏仁、葶藶子等同用 |
| | 肅降肺氣，調通水道 → | 肺氣不宣之水腫脹滿<br>尿少、面目水腫 | 五皮散 |

## ＊安神藥

以鎮靜安神為主要功效的藥材，稱為「安神藥」，可分為養心安神藥和重鎮安神藥。

### 養心安神藥

本類藥多為植物的種子，有甘潤滋養之性，主治陰血不足、心脾兩虛、心失所養之心悸怔忡、虛煩不眠、健忘多夢等心神不寧之虛證。

 味甘、酸，性平，入心、肝、膽經；10~15克。

| 甘潤滋補入心肝經 | 養心陰，益肝血 | → | 虛煩不眠驚悸多夢 | 酸棗仁湯（心肝陰血虧虛）歸脾湯（心肝氣血虧虛）天王補心丹（陰虛血少） |
| 味酸能斂 | 收斂止汗 | → | 體虛多汗津傷口渴 | 常與五味子、山茱萸、黃耆等同用 |

 味甘，性平，入心、腎、大腸經；3~10克。

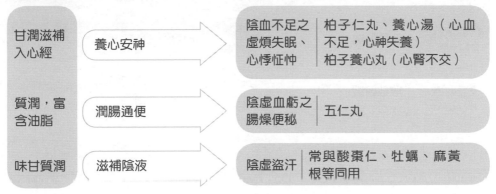

| 甘潤滋補入心經 | 養心安神 | → | 陰血不足之虛煩失眠、心悸怔忡 | 柏子仁丸、養心湯（心血不足，心神失養）柏子養心丸（心腎不交） |
| 質潤，富含油脂 | 潤腸通便 | → | 陰虛血虧之腸燥便秘 | 五仁丸 |
| 味甘質潤 | 滋補陰液 | → | 陰虛盜汗 | 常與酸棗仁、牡蠣、麻黃根等同用 |

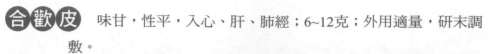 味甘，性平，入心、肝、肺經；6~12克；外用適量，研末調
敷。

| 甘潤性平 入心肝經 | 疏肝解鬱，悅心安神 → | 心神不寧 憂鬱失眠 | 單用，或與酸棗仁、夜交藤、鬱金等同用 |
| 入心肝血分 | 活血祛瘀消腫 → | 跌仆傷痛 | 常與乳香、骨碎補、沒藥等同用 |

**重鎮安神藥**

本類藥材多為礦石、化石類，具有質重沉降之性，重可鎮怯，故有重鎮安神、平驚定志等作用。常用的藥材有龍骨、磁石、琥珀等。

龍骨 味甘、澀，性平，入心、肝、腎經；15~30克，先煎；外用適量。收斂固澀宜煅用，其他宜生用。

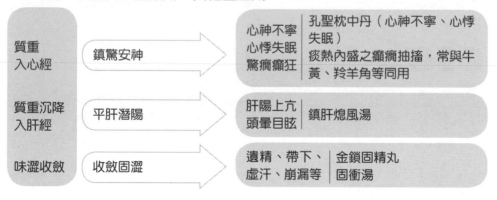

| 質重 入心經 | 鎮驚安神 → | 心神不寧 心悸失眠 驚癇癲狂 | 孔聖枕中丹（心神不寧、心悸失眠） 痰熱內盛之癲癇抽搐，常與牛黃、羚羊角等同用 |
| 質重沉降 入肝經 | 平肝潛陽 → | 肝陽上亢 頭暈目眩 | 鎮肝熄風湯 |
| 味澀收斂 | 收斂固澀 → | 遺精、帶下、虛汗、崩漏等 | 金鎖固精丸 固衝湯 |

## \* 平肝息風藥

　　有平降肝陽、止息肝風作用的藥材，稱為「平肝息風藥」。分為息風止痙藥和平抑肝陽藥。

### 息風止痙藥

　　本類藥材主入肝經，有平息肝風、制止痙攣抽搐的功效。常用的藥材有天麻、鉤藤、全蠍、牛黃等。

 味甘，性平，入肝經；3~10克。

| 味甘質潤、緩急主入肝經 | 息風止痙，平抑肝陽 | 肝風內動<br>小兒驚風<br>抽搐<br>破傷風 | 鉤藤飲子（小兒急驚風）<br>小兒脾虛慢性驚風，與人參、白朮、僵蠶等配伍<br>玉真散（破傷風、痙攣抽搐） |
| --- | --- | --- | --- |
| | | 肝陽上亢<br>頭痛眩暈 | 天麻鉤藤飲（肝陽上亢）<br>半夏白朮天麻湯（風痰上擾）<br>天麻丸（頭風頭痛） |
| 甘以緩急溫通 | 祛外風，通經絡，止痛 | 風濕痹痛 | 秦艽天麻湯 |

**鈎藤** 味甘，性涼，入肝、心包經；3~12克，後下。

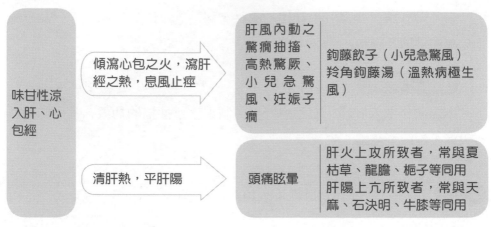

| 味甘性涼入肝、心包經 | 傾瀉心包之火，瀉肝經之熱，息風止痙 → | 肝風內動之驚癇抽搐、高熱驚厥、小兒急驚風、妊娠子癇 | 鈎藤飲子（小兒急驚風）羚角鈎藤湯（溫熱病極生風） |
| | 清肝熱，平肝陽 → | 頭痛眩暈 | 肝火上攻所致者，常與夏枯草、龍膽、梔子等同用 肝陽上亢所致者，常與天麻、石決明、牛膝等同用 |

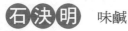 **平抑肝陽藥**

　　本類藥材多質重，偏寒涼，主入肝經，以平抑或潛鎮肝陽為主要作用。常用的有石決明、牡蠣、珍珠母、代赭石、羅布麻葉等。

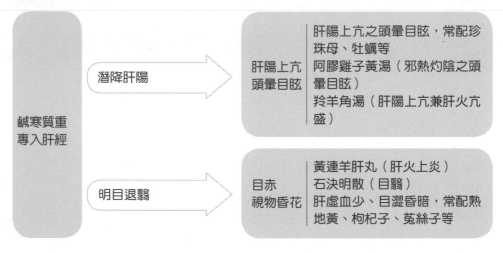 **石決明** 味鹹，性寒，入肝經；6~20克，先煎。

| 鹹寒質重專入肝經 | 潛降肝陽 → | 肝陽上亢頭暈目眩 | 肝陽上亢之頭暈目眩，常配珍珠母、牡蠣等 阿膠雞子黃湯（邪熱灼陰之頭暈目眩）羚羊角湯（肝陽上亢兼肝火亢盛） |
| | 明目退翳 → | 目赤視物昏花 | 黃連羊肝丸（肝火上炎）石決明散（目翳）肝虛血少、目澀昏暗，常配熟地黃、枸杞子、菟絲子等 |

味鹹，性微寒，入肝、膽、腎經；9~30克，先煎。煅品有收斂固
澀之用。

| 鹹寒質重入肝經 | 平肝潛陽益陰 → | 肝陽上亢眩暈耳鳴 | 鎮肝熄風湯（陰虛陽亢）<br>大定風珠（熱病日久，虛風內動） |
| --- | --- | --- | --- |
| 質重能鎮 | 重鎮安神 → | 心神不安驚悸失眠 | 桂枝甘草龍骨牡蠣湯 |
| 鹹以散結 | 軟堅散結 → | 瘰癧<br>痰核<br>癥瘕痞塊 | 消瘰丸 |
| 煅製品 | 收斂固澀，制酸止痛 → | 自汗盜汗<br>遺精帶下<br>胃痛吞酸 | 牡蠣散（自汗盜汗）<br>金鎖固金丸（腎虛遺精）<br>尿頻，常與桑螵蛸、金櫻子同用<br>崩漏帶下，常與山茱萸、山藥同用 |

## * 開竅藥

有通關開竅回甦作用的藥材，稱為「開竅藥」。常用的藥材有石菖蒲、冰片、麝香、蘇合香等。

 味辛、苦，性溫，入心、胃經；3~10克。

| 辛開苦燥溫通，芳香走竄 | 開竅豁痰，辟穢 → | 痰蒙清竅神昏癲癇 | 滌痰湯（中風痰迷心竅）<br>菖蒲鬱金湯（痰熱蒙蔽）<br>清心溫膽湯（痰熱癲癇抽搐） |
|---|---|---|---|
| 辛開入心經 | 醒神益智，聰耳明目 → | 健忘失眠耳鳴耳聾 | 不忘散、開心散（健忘）<br>安神定志丸（心神失養之失眠多夢）<br>安神補心丸（心腎兩虛） |
| 苦以燥濕入胃經 | 化濕開胃 → | 脘痞不飢噤口痢 | 連朴飲<br>開噤散 |

**冰片** 味辛、苦，性微寒，入心、脾、肺經；0.3~0.9克，多入丸、散用；外用適量，研粉點敷患處。孕婦慎用。

| 味辛氣香 | 開竅醒神 | → | 熱病神昏 | 安宮牛黃丸（熱閉神昏） |
| | | | 中風痰厥 | 蘇合香丸（寒閉神昏） |

| 辛散入心經 | 止心痛 | → | 冠心病 | 速效救心丸 |
| | | | 心絞痛 | 複方丹參滴丸 |

| 苦涼清熱 | 瀉火解毒，清熱止痛 | → | 目赤腫痛 | 八寶眼藥水（目赤腫痛） |
| | | | 口舌生瘡 | 冰硼散（咽喉腫痛） |
| | | | 咽喉腫痛 | 化膿性中耳炎，將本品溶於核 |
| | | | 耳道流膿 | 桃油中滴耳 |

| | 清熱解毒，防腐生肌 | → | 瘡瘍腫痛 | 八寶丹、生肌散（瘡潰不斂） |
| | | | 燒燙傷 | 燒燙傷，可與朱砂、香油製成 |
| | | | | 藥膏外用 |

## ✳ 補虛藥

有補虛扶弱作用，治療人體虛損不足的藥材，稱為「補虛藥」，又叫做「補益藥」。主要可分為補氣藥、補陽藥、補血藥和補陰藥。

### 補氣藥

補氣藥能補益臟氣以糾正臟器的虛衰。補氣又包括補脾氣、補肺氣、補心氣、補腎氣、補元氣等。常用的藥材有黨參、黃耆、人參、甘草、白朮、山藥、紅棗等。

**人參** 味甘、微苦，性微溫，入脾、肺、心、腎經；3~9克，另煎兌服；也可研末吞服，一次2克，一日2次。不宜與藜蘆、五靈脂同用。

| 甘溫補虛 | 大補元氣，復脈固脫 → | 體虛欲脫肢冷脈微 | 獨參湯（久病氣虛，病情危重）<br>參附湯（氣虛汗出，四肢逆冷）<br>生脈散（氣陰兩虛，舌紅乾燥） |
| --- | --- | --- | --- |
| 甘以補虛入脾肺經 | 補脾益肺 → | 脾虛食少肺虛咳喘 | 四君子湯（脾虛食少、倦怠乏力）<br>人參胡桃湯（肺虛咳喘） |
| 味甘入脾、肺、心、腎經 | 生津養血 → | 津傷口渴 | 白虎加人參湯 |
| | | 氣血虧虛久病虛羸 | 八珍湯 |
| 甘以補虛入心經 | 補益心氣，安神益智 → | 心氣不足驚悸失眠 | 歸脾湯（心脾兩虛）<br>天王補心丹（心腎不交） |

味甘，性平，入脾、肺經；9~30克；不宜與藜蘆同用。

| 甘補性平入脾肺經 | 補益脾肺 | 脾肺氣虛食少乏力咳嗽氣短 | 倦怠乏力，常與白朮、茯苓同用 |
| | | | 咳嗽氣短，常與黃耆、蛤蚧等同用 |
| | 氣血雙補，養血生津 | 氣血不足面色萎黃心悸氣短 | 常配伍黃耆、當歸、熟地黃等 |
| | | 津傷口渴內熱消渴 | 常與麥冬、五味子、黃耆等同用 |

（註：黨參用於氣虛輕證，人參用於重證）

黃耆 味甘，性微溫，入脾、肺經；9~30克。補氣宜炙用，止汗、利尿、托毒排膿生肌宜生用。

| 甘以滋補入脾肺經 | 補益脾肺之氣 | 氣虛乏力、食少便溏中氣下陷、久瀉脫肛便血崩漏 | 補中益氣湯（中氣下陷）歸脾湯（脾虛失血） |
| | | 咳喘氣短 | 補肺湯 |
| | 補氣生津養血 | 血虛萎黃、氣血兩虛 | 當歸補血湯 |
| | 補脾肺之氣益衛固表止汗 | 表虛自汗 | 牡蠣散、玉屏風散 |
| 溫通 | 行滯通痹 | 半身不遂，痹痛麻木 | 補陽還五湯 |
| 甘溫益氣 | 托毒排膿，斂瘡生肌 | 癰疽難潰、久潰不斂 | 常與金銀花、皂角刺、紫花地丁等配用 |

**甘草** 味甘，性平，入心、肺、脾、胃經；2~10克；不宜與海藻、京大戟、紅大戟、甘遂、芫花同用。

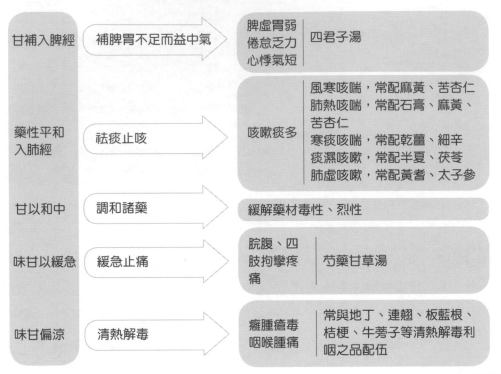

甘補入脾經 → 補脾胃不足而益中氣 → 脾虛胃弱 倦怠乏力 心悸氣短 ｜ 四君子湯

藥性平和 入肺經 → 祛痰止咳 → 咳嗽痰多
- 風寒咳喘，常配麻黃、苦杏仁
- 肺熱咳喘，常配石膏、麻黃、苦杏仁
- 寒痰咳喘，常配乾薑、細辛
- 痰濕咳嗽，常配半夏、茯苓
- 肺虛咳嗽，常配黃耆、太子參

甘以和中 → 調和諸藥 → 緩解藥材毒性、烈性

味甘以緩急 → 緩急止痛 → 脘腹、四肢拘攣疼痛 ｜ 芍藥甘草湯

味甘偏涼 → 清熱解毒 → 癰腫瘡毒 咽喉腫痛 ｜ 常與地丁、連翹、板藍根、桔梗、牛蒡子等清熱解毒利咽之品配伍

---

**生甘草與炙甘草的區別**

用蜜烘製的甘草即為炙甘草。生甘草偏於清熱解毒，可祛痰止咳、緩急止痛，調和諸藥；用於脾胃虛弱、倦怠乏力、咳嗽痰多、脘腹、四肢攣急疼痛等。炙甘草偏於潤肺和中，可補脾和胃、益氣復脈；用於脾胃虛弱、倦怠乏力、心悸等。

味苦、甘，性溫，入脾、胃經；6~12克。

| 甘溫補虛<br>苦溫燥濕<br>入脾胃經 | 補氣健脾，燥濕利尿 | 脾虛食少<br>腹脹泄瀉<br>痰飲水腫<br>帶下 | 四君子湯（脾虛有濕）<br>苓桂朮甘湯（脾陽不振）<br>完帶湯（脾虛水腫） |
| | 益氣固表止汗 | 氣虛自汗 | 玉屏風散 |
| | 安胎 | 胎動不安 | 泰山磐石散 |

（註：用於氣虛自汗，功效弱於黃耆者）

 味甘，性平，入脾、肺、腎經；15~30克。

| 甘補性平 | 補脾氣，益脾陰 | 脾虛食少<br>久瀉不止 | 參苓白朮散（脾虛食少便溏）<br>完帶湯（帶下） |
| | 補肺氣，兼能滋肺陰 | 肺虛咳喘 | 與太子參、南沙參等同用 |
| | 補腎氣，兼能滋腎陰 | 腎虛遺精帶下 | 腎氣丸 |

 味甘，性溫，入脾、胃、心經；6~15克。

| 甘溫補虛 | 補益脾氣 | 脾虛食少<br>乏力便溏 | 常與黃耆、黨參、白朮等同用 |
| | 養心血，安心神 | 婦女臟躁<br>失眠 | 甘麥紅棗湯（心神恍惚、心煩不眠） |
| | | 血虛萎黃<br>驚悸失眠 | 常配熟地黃、當歸、酸棗仁等 |

補陽藥

本類藥味多甘辛鹹，性溫熱，入腎經，透過補腎陽使其他臟腑得以溫煦，進而消除或改善全身陽虛諸證。常用的藥材有肉蓯蓉、鹿茸、杜仲、淫羊藿、巴戟天、仙茅、鎖陽、補骨脂、益智仁、蛤蚧等。

 味甘、鹹，性溫，入腎、大腸經；6~12克。

| 甘溫助陽<br>質潤滋養<br>鹹以入腎 | 補腎陽，益精血 | 腎陽不足<br>精血虧虛<br>陽痿不孕<br>腰膝痠軟<br>筋骨無力 | 肉蓯蓉丸（五勞七傷）<br>金剛丸（腎虛骨痿） |
|---|---|---|---|
| 甘鹹質潤<br>入大腸經 | 潤腸通便 | 腸燥便秘 | 潤腸丸（津傷便秘）<br>濟川煎（腎虛大便不通） |

 味甘、鹹，性溫，入肝、腎經；1~2克；研末沖服。

| 甘鹹性溫<br>入肝腎經 | 峻補腎陽，益精血，<br>強筋骨，調衝任 | 腎陽不足<br>精血虧虛 | 鹿茸酒（陽痿便頻）<br>參茸固本丸（諸虛百損） |
|---|---|---|---|
| | | 腰脊冷痛<br>筋骨痿軟 | 加味地黃丸 |
| | | 衝任虛寒<br>崩漏帶下 | 崩漏，與山茱萸、龍骨、續斷<br>等同用<br>內補丸（白帶量多清稀） |
| 甘補滋養 | 托瘡毒 | 陰疽不斂 | 常與當歸、肉桂等配伍 |

---

* 烊化兌服，是中藥的服法之一。是指對某些膠質或黏性較大的藥材隔勿加溫融化，稱為烊化。烊化後的藥材與其餘的藥材混合服用，則稱為兌服。

味甘，性溫，入肝、腎經；6~10克。

甘溫滋補入肝腎經 → 補肝腎，強筋骨，安胎 → 肝腎不足　腰膝痠痛　筋骨無力　頭暈目眩　胎動不安

| 青娥丸（腎虛腰痛） |
| 獨活寄生湯（風濕腰痛冷重） |
| 外傷腰痛，與川芎、桂心、丹參等同用 |
| 肝腎不足、頭暈目眩，可與女貞子、枸杞子、牛膝同用 |

**補血藥**

本類藥材多甘溫質潤，入心肝血分，主治血虛證，有的兼能滋養肝腎。但此類藥多滋膩黏滯，故脾虛濕阻、氣滯食少者慎用。常用的藥材有阿膠、製何首烏、當歸、熟地黃、龍眼肉、白芍等。

**阿膠** 味甘，性平，入肺、肝、腎經；3~9克，烊化兌服*。脾胃虛弱、消化不良者慎服。

甘溫質潤

補血滋陰 → 血虛萎黃　眩暈心悸
阿膠四物湯（出血所致血虛）
炙甘草湯（氣虛血少之心悸）

養陰以滋腎水 → 熱病傷陰　心煩失眠
黃連阿膠湯（熱病傷陰，心煩失眠）
大、小定風珠（溫病後期虛風內動）

滋陰潤肺 → 肺熱陰虛
補肺阿膠湯（肺燥咳嗽）
清燥救肺湯（燥邪犯肺，乾咳無痰）
月華丸（肺腎陰虛，勞嗽咯血）

止血 → 吐血尿血　便血崩漏　妊娠胎漏
膠艾湯（血虛血寒之婦人崩漏下血）
黃土湯（脾氣虛寒之便血或吐血）

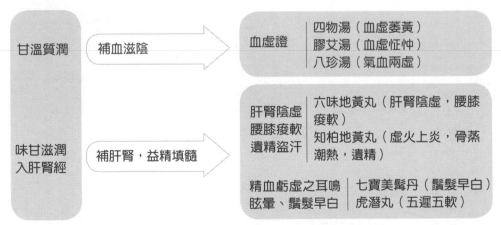

## 製何首烏 味苦、甘、澀，性微溫，入肝、腎、心經；6~12克。

不寒不燥
不膩
甘溫滋補

補肝腎、益精血、烏鬚髮、強筋骨 →

| | |
|---|---|
| 血虛萎黃失眠健忘 | 與當歸、熟地黃、酸棗仁同用 |
| 精血虧虛 | 七寶美髯丹 |
| 肝腎虧虛腰膝痠軟 | 可配伍桑椹、杜仲、黑芝麻 |
| 月經不調 | 與當歸、白芍、熟地黃等同用 |

化濁降脂 →

| | |
|---|---|
| 高血脂症 | 單用，或與女貞子、墨旱蓮、地黃等同用 |

（註：直接切片入藥為生何首烏，用黑豆煮汁拌蒸後曬乾入藥為製何首烏。生何首烏善於解毒消癰、潤腸通便；製何首烏善於補益精血、烏鬚髮、強筋骨、補肝腎。）

## 熟地黃 味甘，性微溫，入肝、腎經；9~15克。

甘溫質潤

補血滋陰 →

| | |
|---|---|
| 血虛證 | 四物湯（血虛萎黃）<br>膠艾湯（血虛怔忡）<br>八珍湯（氣血兩虛） |

味甘滋潤
入肝腎經

補肝腎，益精填髓 →

| | |
|---|---|
| 肝腎陰虛腰膝痠軟遺精盜汗 | 六味地黃丸（肝腎陰虛，腰膝痠軟）<br>知柏地黃丸（虛火上炎，骨蒸潮熱，遺精） |
| 精血虧虛之耳鳴眩暈、鬚髮早白 | 七寶美髯丹（鬚髮早白）<br>虎潛丸（五遲五軟） |

\* 生地黃與熟地黃：將生地黃以砂仁、酒、陳皮為輔料，反覆蒸曬至顏色變黑，質地柔軟即為熟地黃。兩藥不可互相替用。生地黃性寒，能涼血清熱、滋陰補腎、生津止渴；熟地黃性微溫，可以補血。

味甘、辛，性溫，入肝、心、脾經；6~12克。

| 甘溫質潤 | 長於補血 | 血虛萎黃眩暈心悸 | 四物湯（血虛萎黃、心悸失眠）<br>當歸補血湯、人參養榮湯（氣血兩虛） |
|---|---|---|---|
| 甘補辛行 | 補血調經，活血止痛 | 血虛之月經不調、經閉痛經 | 四物湯（血虛）<br>桃紅四物湯（血虛兼有血瘀）<br>溫經湯（衝任虛寒）<br>逍遙散（肝鬱氣滯）<br>丹梔逍遙散（肝鬱化火）<br>八珍湯（氣血兩虛） |
| 辛行溫通 | 活血行瘀，散寒止痛 | 虛寒腹痛風濕痹痛跌打瘡瘍 | 當歸生薑羊肉湯（血瘀寒凝腹痛）<br>蠲痹湯（風寒痹痛）<br>復元活血湯（跌打損傷）<br>仙方活命飲（瘡瘍初起） |
| 質潤 | 潤腸通便 | 血虛腸燥便秘｜濟川煎 | |

＊注意：酒當歸善於活血通經。

補陰藥

本類藥大多味甘性寒涼質潤，有滋補陰液、生津潤燥之功，兼能清熱，主治陰虛津虧證。常用的藥材有北沙參、南沙參、石斛、百合、黃精、枸杞子、天冬、麥冬、玉竹等。

 味甘、微苦，性微寒，入肺、胃經；5~12克。不宜與藜蘆同用。

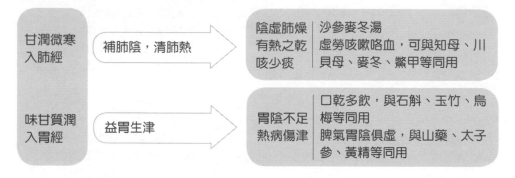

| 甘潤微寒 入肺經 | 補肺陰，清肺熱 → | 陰虛肺燥 有熱之乾 咳少痰 | 沙參麥冬湯 虛勞咳嗽咯血，可與知母、川貝母、麥冬、鱉甲等同用 |
|---|---|---|---|
| 味甘質潤 入胃經 | 益胃生津 → | 胃陰不足 熱病傷津 | 口乾多飲，與石斛、玉竹、烏梅等同用 脾氣胃陰俱虛，與山藥、太子參、黃精等同用 |

南沙參與北沙參的區別

南沙參與北沙參非同一科屬植物，功效也不同。南沙參長於入肺，偏於清肺祛痰止咳；補肺脾之氣，適用於脾肺氣虛、倦怠乏力、食少、自汗、舌淡、脈弱者。北沙參長於入胃，偏於養陰生津止渴；善養肺胃之陰，適用於熱病後期或久病陰虛內熱、乾咳、痰少、低熱、口乾、舌紅、苔少、脈細弱者。

味甘，性微寒，入胃、腎經；6~12克，鮮品15~30克。

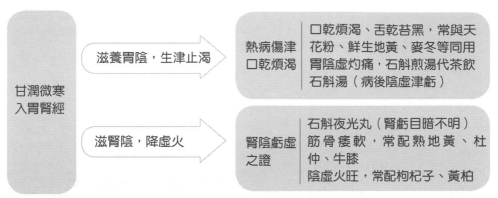

 味甘，性微寒，入心、肺經；6~12克。

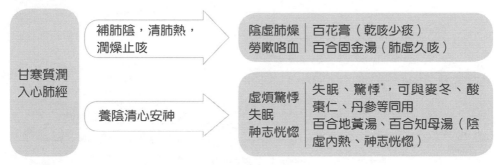

味甘，性平，入脾、肺、腎經；9~15克。

| 甘補質潤入脾、肺、腎經 | 補脾氣，養胃陰 → | 脾胃氣虛倦怠乏力 | 體倦乏力，常與黨參、白朮同用 |
| | | 胃陰不足口乾食少 | 與石斛、麥冬、山藥等同用 |
| | 養肺陰，益肺氣 → | 肺虛咳嗽勞嗽咯血 | 氣陰兩傷、乾咳少痰，熬膏服，或與沙參、川貝母、知母等同用 |
| | | | 肺腎陰虛勞嗽咯血，常與熟地黃、天冬、百部等同用 |
| | 補益腎精，延緩衰老 → | 腰膝痠軟鬚髮早白 | 黃精膏方、二精丸 |
| | | | 內熱消渴，常配生地黃、麥冬、天花粉等 |

 味甘、微苦，性微寒，入心、肺、胃經；6~12克。

| 甘潤性寒入肺經 | 養肺陰，清肺熱 → | 肺燥乾咳陰虛勞嗽喉痺咽痛 | 清燥救肺湯（咽乾乾咳） |
| | | | 二冬膏（肺腎陰虛之勞嗽咯血） |
| | | | 玄麥甘橘含片（喉痺咽痛） |
| 甘柔偏寒入胃經 | 益胃生津清熱 → | 胃陰不足傷津口渴腸燥便秘 | 益胃湯（胃陰虛之口渴胃痛） |
| | | | 麥門冬湯（氣逆嘔吐咽乾） |
| | | | 增液湯（腸燥便秘） |
| 性寒味苦入心經 | 清心熱，除煩安神 → | 心煩失眠 | 清營湯 |

## ＊收澀藥

　　有收斂固澀作用，可以治療各種滑脫證候的藥材，稱為「收澀藥」。
分為斂肺澀腸藥、固表止汗藥、固精縮尿止帶藥。

　　**斂肺澀腸藥**

　　本類藥酸澀收斂，主入肺或大腸經，有斂肺止咳喘、澀腸止瀉痢等作
用。常用的藥材有五味子、烏梅、五倍子、肉豆蔻、訶子等。

**五味子**　　味酸、甘，性溫，入肺、心、腎經；2~6克；通常稱為「北
　　　　　　　五味子」。

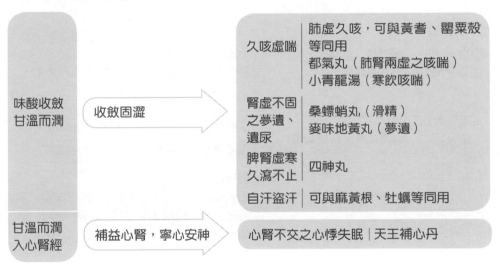

―――――――――
＊ 北五味子與南五味子：一般認為，北五味子質比南五味子優良。北五味子為傳統使用
正品，除收斂固澀外，偏補益心腎；南五味子則偏斂肺止咳。入滋陰藥當以北五味子為
宜。

味酸、澀，性平，入肝、脾、肺、大腸經；6~12克。

| 味酸而澀 入肺、大 腸經 | 斂肺氣，止咳嗽 → | 肺虛久咳 | 一服散 |
|---|---|---|---|
| | 澀腸止瀉 → | 久痢久瀉 | 固腸丸（久瀉） 烏梅丸（久痢） |
| 味酸性平 | 生津止渴 → | 虛熱消渴 | 玉泉散 |

 味酸、澀，性寒，入肺、大腸、腎經；3~6克，外用適量。

| 酸澀收斂 性寒清熱 | 斂肺氣，清肺 熱，止咳嗽 → | 肺虛久咳 肺熱痰咳 | 肺虛久咳，常與五味子、罌粟 殼等同用 肺熱痰咳，常與瓜蔞、黃芩、 浙貝母等同用 |
|---|---|---|---|
| 味酸，入 大腸、腎 經 | 澀腸止瀉，固精止遺 → | 久痢久瀉 | 可與訶子、五味子等同用 |
| | | 遺精滑精 | 玉鎖丹 |
| 味酸澀收斂 | 斂汗，止血， 收濕斂瘡 → | 自汗盜汗 便血痔血 外傷出血 癰腫瘡毒 皮膚濕爛 | 五倍子焙黃研細末，用溫水調 成糊狀，敷於臍窩，紗布覆 蓋，膠布固定（盜汗、自汗） |

## 固表止汗藥

本類藥多性味甘平收斂，能顧護腠理而有固表止汗之功。常用於氣虛衛表不固，腠理疏鬆，津液外泄而自汗，以及陰虛不能制陽，陽熱迫津外泄而盜汗。常用的藥材有麻黃根、浮小麥等。但必須注意，凡實邪所致汗出，應以祛邪為主，非本類藥材所宜。

 味甘，性涼，入心經；15~30克；止汗時宜微炒用。

| 味甘，入心經 | → 養心斂液，固表止汗 | 自汗盜汗 | 牡蠣散（氣虛自汗）<br>陰虛盜汗，可與五味子、麥冬、地骨皮等同用 |
| 甘涼並濟 | → 益氣陰，除虛煩 | 骨蒸勞熱 | 常與玄參、麥冬、生地黃等同用 |

 味甘、澀，性平，入肺經；3~9克；外用適量，研粉撒撲。

| 甘澀收斂入肺經 | → 斂肺固表止汗 | 自汗盜汗 | 牡蠣散（氣虛自汗）<br>陰虛盜汗，可與生地黃、熟地黃等同用<br>產後虛汗不止，與當歸、黃耆等配伍 |

**固精縮尿止帶藥**

本類藥材酸澀收斂，主入腎、膀胱經，具有固精縮尿止帶作用。常用的藥材有山茱萸、芡實、蓮子、桑螵蛸、覆盆子、金櫻子、雞冠花等。

 味甘、澀，性平，入脾、腎、心經；6~15克。

| 甘補澀斂<br>入脾腎經 | 補益脾氣，澀腸止瀉 | 脾虛泄瀉 | 參苓白朮散 |
|---|---|---|---|
| | 補脾益腎，固澀止帶 | 帶下 | 脾虛帶下，與茯苓、白朮、山藥等同用<br>脾腎兩虛，與山茱萸、山藥、芡實等同用 |
| 味甘而澀<br>入腎經 | 益腎固精 | 遺精滑精 | 金鎖固精丸 |
| 甘平，入<br>心腎經 | 交通心腎，寧心安神 | 心悸失眠 | 常與酸棗仁、茯神、遠志等同用 |

 味甘、澀，性平，入脾、腎經；9~15克。

| 甘澀收斂<br>入脾腎經 | 益腎固精 | 腰膝痠軟<br>遺精滑精<br>遺尿尿頻 | 水陸二仙丹、金鎖固精丸 |
|---|---|---|---|
| | 健脾除濕，收斂止瀉 | 脾虛久瀉 | 常與白朮、茯苓、扁豆等同用 |
| | 益腎健脾，收斂固澀，除濕止帶 | 白濁<br>帶下 | 脾腎兩虛之帶下，常與黨參、白朮、山藥等同用<br>易黃湯（濕熱帶下） |

味酸、澀，性微溫，入肝、腎經；6~12克。

| 酸澀微溫 質潤 入肝腎經 | 補益肝腎，固精縮尿，固衝任止血 | 眩暈耳鳴 腰膝痠痛 陽痿 | 六味地黃丸（肝腎陰虛之頭暈） 腎氣丸（命門火衰，腰膝冷痛） 腎虛陽痿，多與鹿茸、補骨脂、淫羊藿等同用 |
|---|---|---|---|
| | | 遺精滑精 遺尿尿頻 | 六味地黃丸、腎氣丸（腎虛精關不固） 遺尿、尿頻，常與沙苑子、覆盆子、桑螵蛸等同用 |
| | | 月經過多 崩漏帶下 | 加味四物湯（衝任不固之崩漏、月經過多） 固衝湯（脾氣虛弱之漏下不止） 帶下不止，可與蓮子、芡實、煆龍骨等同用 |
| 酸澀收斂 | 斂汗固脫 | 大汗虛脫 | 來復湯 |

 味酸、甘、澀，性平，入腎、膀胱、大腸經；6~12克。

| 味酸而澀 功專固斂 | 固精縮尿，固崩止帶 | 遺精滑精 遺尿尿頻 | 金櫻子膏 水陸二仙丹 |
|---|---|---|---|
| | | 崩漏帶下 | 崩漏下血，可與山茱萸、黃耆、阿膠等配伍； 帶下不止，可與椿皮、海螵蛸、蓮子等同用 |
| | 澀腸止瀉 | 脾虛久瀉 久痢 | 秘元煎，也可單用濃煎服 |

## 第四章

# 中醫內科

## 🌿 感冒

　　感冒是感受風邪，導致邪犯肺衛，衛表不和的常見外感疾病。一般表現為鼻塞、流涕、噴嚏、頭痛、惡寒、發熱、全身不適等。感冒以冬春季發病為多，六淫病邪風寒暑濕燥火都可能是感冒的病因。

　　感冒有普通感冒與時行感冒之分，中醫感冒與西醫學感冒基本相同。普通感冒相當於西醫學的普通感冒、上呼吸道感染，時行感冒相當於西醫學的流行性感冒。西醫感冒可參考本節辨證論治。

### ✳ 辨證論治

　　① 辨證要點：要區別風寒感冒、風熱感冒及其兼夾感冒。

　　② 治療原則：感冒的病位在肺系衛表，治療上應因勢利導，從表而解。

　　③ 證治分類

| 證型 | 望 | 聞 | 問 | 切 | 治 |
|------|------|------|------|------|------|
| 風寒束表 | 流清涕，苔薄白 | 鼻塞聲重，喉癢咳嗽 | 惡寒重，發熱輕，無汗，頭痛，肢節酸疼 | 脈浮緊 | 辛溫解表（荊防敗毒散） |
| 風熱犯表 | 流稠涕，痰稠，舌尖邊紅、苔薄白微黃 | 鼻塞噴嚏，咽痛咳嗽 | 發熱，有汗，頭痛 | 脈浮數 | 辛涼解表發散風熱（銀翹散） |
| 暑熱傷表 | 舌紅，苔黃膩 | — | 身熱，微惡風，汗少，肢體酸痛，頭昏脹痛 | 脈濡數 | 清暑祛濕（新加香薷飲加減） |

## ⁕ 預後轉歸

一般而言，感冒的預後良好，但老年、嬰幼兒、體弱者要及時醫治，延誤治療可能誘發其他疾病，而使病情惡化，甚至出現嚴重後果。

## ⁕ 預防與調護

① 加強運動鍛鍊，增強機體適應氣候變化的調節能力。

② 在氣候變化時適時增減衣服，注意防寒保暖。

③ 避免接觸感冒患者。

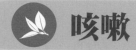

# 咳嗽

咳嗽以咳逆有聲，或咳吐痰液為主要臨床症狀，是肺系疾病的主要症候之一。咳嗽分外感咳嗽與內傷咳嗽兩大類。外感咳嗽的病因為外感六淫之邪；內傷咳嗽的病因是飲食、情志等內傷因素以致臟腑功能失調，內生病邪。

## ＊ 辨證論治

① 辨證要點

辨外感內傷：外感咳嗽多為新病，起病急，病程短，常伴肺衛表證；內傷咳嗽多為久病，常反覆發作，病程長。

辨證候虛實：外感咳嗽以風寒、風熱、風燥為主，內傷咳嗽中的痰濕、痰熱、肝火所致者多為邪實正虛，陰津虧耗咳嗽則屬虛，或虛中夾實。

② 治療原則：外感咳嗽多為實證，應祛邪利肺，根據邪氣風寒、風熱、風燥的不同，應分別採用疏風、散寒、清熱、潤燥治療。內傷咳嗽多為邪實正虛，所以以祛邪扶正、標本兼顧為治療原則，根據病邪為「痰」與「火」，祛邪分別採用祛痰、清火為治。正虛則以養陰或益氣為宜，同時應分清虛實主次。

③ 證治分類

### 外感咳嗽

| 證型 | 望 | 聞 | 問 | 切 | 治 |
|---|---|---|---|---|---|
| 風寒襲肺 | 苔薄白，流清涕 | 鼻塞，咳聲重濁 | 頭痛，肢體酸楚，喉癢 | 脈浮或浮緊 | 疏風散寒宣肺止咳（三拗湯合止嗽散） |
| 風熱犯肺 | 苔薄黃，鼻流黃涕，痰黃或稠黏 | 咳嗽頻繁，咳痰不爽 | 喉燥咽痛，惡風身熱，頭痛肢楚 | 脈浮數或浮滑 | 疏風散熱（桑菊飲加減） |

（續表）

| 證型 | 望 | 聞 | 問 | 切 | 治 |
|------|-----|-----|-----|-----|-----|
| 風燥傷肺 | 苔薄白或薄黃，無痰或痰少而粘連，唇鼻乾燥 | 鼻塞，乾咳，咳痰不爽 | 咽喉乾痛，口乾 | 脈浮數或小數 | 清宣溫燥潤肺止咳（桑杏湯加減） |

內傷咳嗽

| 證型 | 望 | 聞 | 問 | 切 | 治 |
|------|-----|-----|-----|-----|-----|
| 痰濕蘊肺 | 苔白膩，痰多黏稠厚、色白或灰 | 咳聲重濁 | 咳嗽反覆發作，晨起時更重 | 脈濡滑 | 潤燥化痰理氣止咳（二陳平胃散合三子養親湯加減） |
| 痰熱鬱肺 | 苔薄黃膩，舌紅，痰多稠黏或黃痰 | 咳吐不爽，氣促，或喉中有痰聲 | 胸脇脹滿，咳時引痛 | 脈滑數 | 清熱肅肺豁痰止咳（清金化痰湯加減） |
| 肝火犯肺 | 苔薄黃少津，咳時面赤，痰少質黏 | 上氣咳逆陣作，痰滯咽喉，難咳出 | 咳嗽引起胸脇脹痛，咽乾口苦 | 脈弦數 | 清肺泄肝順氣降火（黛蛤散合瀉白散加減） |
| 肺陰虧耗 | 苔紅少苔，痰少黏白，或帶血絲 | 乾咳，咳聲短促，聲音逐漸嘶啞 | 口乾咽燥，盜汗 | 脈細數 | 滋陰潤肺化痰止咳（沙參麥冬湯） |

## ＊ 預後轉歸

咳嗽一般預後良好，尤其是外感咳嗽，及時治療大多能在短時間內治癒，但外感夾燥夾濕者則治療稍難。

## ＊ 預防與調護

① 注意天氣變化，防寒保暖，避免受涼。

② 忌食辛辣燥熱的食物。

③ 各類咳嗽都應戒煙，避免煙塵刺激呼吸道。

④ 增強體質，提高抗病能力。

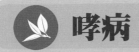

# 哮病

　　哮病是一種發作性的痰鳴氣喘性疾患。發作時喉中哮鳴有聲，呼吸氣促困難，甚至喘息不能平臥為主要表現。為內科常見病證之一。相當於西醫學的支氣管哮喘，西醫學的喘息性支氣管炎或其他急性肺部過敏性疾患所致的哮喘，都可參考本病辨證論治。

　　哮病的發生，為宿痰內伏於肺，因外感、飲食、情志、勞倦等誘因而引觸，以致痰阻氣道，肺失肅降，肺氣上逆，痰氣搏擊而導致。痰阻氣道，肺失肅降，痰氣搏擊引起的喉中哮鳴有聲，呼吸急促困難，甚則喘息不能平臥等，是哮病的基本特徵，也可以作為診斷依據。本病發作突然，緩解迅速，一般以傍晚、夜間或清晨最常見，經常在氣候變化，由熱轉寒，以及深秋、冬春寒冷季節的發病率較高。

## ＊ 辨證論治

　　① 辨證要點：分清邪正實虛，發作時以邪實為主，未發時以正虛為主。

　　② 治療原則：發作時治標，平時治本。

　　③ 證治分類

**發作期**

| 證型 | 望 | 聞 | 問 | 切 | 治 |
|------|------|------|------|------|------|
| 寒哮證 | 苔白滑，痰少咳不爽 | 喉中哮鳴如蛙叫，呼吸急促 | 口不渴或渴喜熱飲 | 脈弦緊或浮緊 | 宣肺散寒化痰平喘（射干麻黃湯） |

（續表）

| 證型 | 望 | 聞 | 問 | 切 | 治 |
|---|---|---|---|---|---|
| 熱哮證 | 苔黃膩、舌質紅，胸高脅脹，咳嗆陣作，咳痰黃或白 | 痰鳴如吼，粗息涌 | 口苦，口渴喜飲，身熱 | 脈滑數或弦滑 | 清熱宣肺化痰定喘（定喘湯） |
| 寒包熱哮證 | 苔白膩罩黃，舌尖邊紅，喉有鳴息聲 | 呼吸急促，咳痰不爽 | 口渴欲飲，大便偏乾，胸膈煩悶 | 脈弦緊 | 散寒解表清化痰熱（小青龍湯加石膏湯） |
| 風痰哮證 | 苔厚濁，喉中痰涎，喘急胸滿，白色泡沫痰 | 喉中聲如拽鋸，或鳴聲如吹哨笛 | 鼻、咽、眼、耳朵發癢，無明顯寒熱傾向 | 脈滑實 | 祛風滌痰降氣平喘（三子養親湯加減） |
| 虛哮證 | 舌質淡或偏紅或紫暗，面色蒼白，爪甲青紫 | 咳痰無力，哮鳴如鼾 | 形寒肢冷或煩熱 | 脈沉細或細數 | 補肺納腎降氣化痰（平喘固本湯加減） |
| 喘脫危證 | 舌質青暗，苔膩或滑，喘息鼻翼煽動，煩躁，面青 | 氣息短促 | 反覆久發，四肢厥冷 | 脈細數不清，或浮大無根 | 補肺納腎扶正固脫（參附湯送服黑錫丹） |

緩解期

| 證型 | 望 | 聞 | 問 | 切 | 治 |
|---|---|---|---|---|---|
| 肺脾氣虛證 | 舌質淡，苔白，咳痰清稀色白 | 氣短聲低，或喉中有輕度哮鳴聲 | 常自汗畏風，易感冒 | 脈濡軟 | 健脾益氣（六君子湯加減） |

（續表）

| 證型 | 望 | 聞 | 問 | 切 | 治 |
|------|----|----|----|----|----|
| 肺腎兩虛證 | 舌淡苔白，舌質胖，面色蒼白 | 氣息短，吸氣不利，喉中有輕度哮鳴 | 腰膝痠軟，耳鳴，勞累後易誘 | 脈沉細 | 補肺益腎（生脈地黃湯合金水六君煎） |

## ＊ 預後轉歸

哮病經常反覆發作，病情頑固，遷延難癒，部分兒童、青少年至成年時，腎氣日盛，正氣漸充，輔以藥材治療，可以終止發作。

## ＊ 預防與調護

① 做好防寒保暖，避免感冒。

② 加強運動鍛鍊，飲食宜清淡而且均衡營養，忌生冷、肥甘、辛辣、海鮮發物等。

③ 哮病發作時，應密切觀察哮鳴、喘息、咳嗽、咳痰等病情的變化。

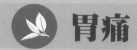

# 胃痛

　　胃痛是以上腹胃脘部發生疼痛為主症的一種脾胃病證。以胃脘部疼痛為主症，常伴有食欲不振、胃脘痞悶脹滿、噁心嘔吐、吞酸嘈雜等胃氣失和的症狀。西醫學中的急性胃炎、慢性胃炎、消化性潰瘍、胃痙攣、胃下垂、胃神經官能症等疾病，以上腹部胃脘疼痛為主要臨床表現時，都可參照本節辨證論治。

## ＊辨證論治

　　① 辨證要點：胃痛的辨證，要區分為寒熱、虛實、氣滯、血瘀的不同。

　　② 治療原則：以理氣和胃止痛為基本原則，通過疏通氣機，恢復胃腑和順通降之性。

　　③ 證治分類

| 證型 | 望 | 聞 | 問 | 切 | 治 |
|------|-----|-----|-----|-----|-----|
| 寒邪客胃 | 苔薄白 | — | 胃痛暴作，得熱痛減，遇寒痛增，口淡不渴 | 脈弦緊 | 溫胃散寒，理氣止痛（良附丸加味） |
| 飲食傷胃 | 苔厚膩 | — | 胃脘疼痛，脹滿不消，疼痛拒按，得食更甚，噯腐吞酸，不思飲食 | 脈滑 | 消食導滯，和胃止痛（保和丸加減） |
| 肝氣犯胃 | 苔薄白 | 喜長嘆息 | 胃脘脹滿，脘痛連脇，胸悶噯氣，大便不暢 | 脈弦 | 疏肝理氣，和胃止痛（柴胡疏肝散加減） |

（續表）

| 證型 | 望 | 聞 | 問 | 切 | 治 |
|---|---|---|---|---|---|
| 濕熱中阻 | 舌紅，苔黃膩 | — | 胃脘灼痛，泛酸嘈雜，心煩易怒，口乾口苦 | 脈滑數 | 清熱化濕（清中湯加減） |
| 瘀血停胃 | 舌質紫暗或有瘀斑 | — | 胃脘疼痛，痛有定處，按之痛甚，食後加劇，入夜尤甚，或吐血、黑便 | 脈澀 | 活血化瘀，理氣止痛（失笑散合丹參飲加減） |
| 脾胃虛寒 | 舌淡苔白 | — | 胃脘痛，連綿不休，空腹更痛，食則緩解 | 脈虛緩無力 | 溫中健脾和胃止痛（黃耆建中湯加減） |
| 胃陰不足 | 舌紅少津或光剝無苔 | — | 胃脘隱隱灼痛，嘈雜，似飢而不欲食，口燥咽乾，口渴思飲，消瘦乏力，大便乾結 | 脈弦細無力 | 養陰益胃和中止痛（一貫煎合芍藥甘草湯） |

## ＊ 預後轉歸

急性胃痛多以實證為主，及時調護就能痊癒。若久病可由實轉虛，轉為陽虛、陰虛，或虛勞之證。

## ＊ 預防與調護

① 一定要重視飲食，飲食以少量多餐、營養豐富、清淡易消化為原則。不宜飲酒及過食生冷、辛辣食物，切忌粗硬飲食、暴飲暴食或饑飽無常。

② 保持精神愉快，避免憂思惱怒及情緒緊張。

③ 注意勞逸結合，避免勞累。

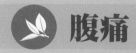 **腹痛**

　　腹痛多是感受外邪、飲食所傷、情志失調及素體陽虛等導致臟腑氣機不利，經脈氣血阻滯所致。急慢性胰腺炎、胃腸痙攣、不完全性腸阻塞、結核性腹膜炎、腹型過敏性紫癜、大腸激躁症、消化不良性腹痛等，都以腹痛為主要表現。各種腹痛，排除外科、婦科疾病後，可參考本節辨證論治。

　　腹痛部位在胃脘以下、恥骨毛際以上，腹壁按之柔軟，可有壓痛，但無腹肌緊張及反跳痛，同時常伴有腹脹、矢氣（放屁，也稱屎氣），以及飲食、大便的異常等脾胃症狀。

## ＊ 辨證論治

　　① 辨證要點：辨腹痛性質、部位。

　　② 治療原則：以「通」為法，進行辨證論治。實則瀉之，虛則補之，熱者寒之，寒者熱之，滯者通之，瘀者散之。

　　③ 證治分類

| 證型 | 望 | 聞 | 問 | 切 | 治 |
|---|---|---|---|---|---|
| 寒邪內阻 | 舌質淡，苔白膩 | — | 腹痛急起，劇烈拘急，得溫痛減，遇寒尤甚，惡寒身蜷，手足不溫，口淡不渴，小便清長 | 脈沉緊 | 溫裡散寒理氣止痛（良附丸合正氣天香散） |
| 濕熱壅滯 | 舌質紅，苔黃燥或黃膩 | — | 腹部脹痛，痞滿拒按，得熱痛增，遇冷則減，胸悶不舒，煩渴喜冷飲，大便秘結 | 脈滑數 | 通腑泄熱行氣導滯（大承氣湯加減） |

（續表）

| 證型 | 望 | 聞 | 問 | 切 | 治 |
|------|-----|-----|------|-----|-----|
| 濕熱壅滯 | 舌質紅，苔黃燥或黃膩 | — | 腹部脹痛，痞滿拒按，得熱痛增，遇冷則減，胸悶不舒，煩渴喜冷飲，大便秘結 | 脈滑數 | 通腑泄熱 行氣導滯（大承氣湯加減） |
| 飲食積滯 | 苔厚膩 | — | 脘腹脹痛，疼痛拒按，噯腐吞酸，厭食，痛而欲瀉，瀉後痛減，糞便奇臭，或大便秘結 | 脈滑 | 消食導滯（枳實導滯丸加減） |
| 肝鬱氣滯 | 舌質紅，苔薄白 | — | 脘腹疼痛，脹滿不舒，痛引兩脇，時聚時散，攻竄不定 | 脈弦 | 疏肝解鬱 理氣止痛（柴胡疏肝散加減） |
| 瘀血內停 | 舌質紫暗 | — | 痛勢較劇，腹內或有結塊，痛處固定而拒按，經久不愈 | 脈弦細 | 活血化瘀 理氣止痛（少腹逐瘀湯加減） |
| 中虛臟寒 | 面無華，舌質淡，苔薄白 | — | 腹痛時作時止，痛時喜按，喜熱惡冷，得溫則舒，飢餓勞累後加重，神疲乏力，氣短懶言 | 脈沉細 | 溫中補虛 緩急止痛（小建中湯加減） |

## * 預後轉歸

　　體質好、病程短、正氣尚足者預後良好；體質較差、病程較長、正氣不足者預後較差；身體日漸消瘦、正氣日衰者難治。

## * 預防與調護

　　①腹痛多與飲食有關，要節制飲食，調節情志。

　　②寒痛者要注意保溫，虛痛者宜進食易消化食物，熱痛者忌食肥甘厚味和醇酒辛辣之物，食積者注意節制飲食，氣滯者要保持心情舒暢。

## 泄瀉

　　泄瀉是以大便次數增多，糞質稀薄，甚至瀉出如水樣為特徵的一種脾胃腸病證。夏秋兩季較為多見。急慢性腸炎、腸結核、大腸激躁症等患者出現泄瀉時，也可參考本節辨證論治。

　　泄瀉的致病原因有感受外邪、飲食所傷、情志失調、脾胃虛弱、命門火衰等，主要病機是脾病致運化功能失調，腸道分清泌濁、傳導功能失司。起病或緩或急，常有反覆發作史。以大便清稀為診斷依據，常有脘腹不適、腹脹腹痛腸鳴、食少納呆、小便不利等症狀。

### ＊ 辨證論治

　　① 辨證要點：辨別暴瀉與久瀉、虛實、兼夾雜證。

　　② 治療原則：以運脾祛濕為原則。急性泄瀉以濕盛為主，重用祛濕，輔以健脾，再依寒濕、濕熱的不同，分別採用溫化寒濕與清化濕熱之法。

　　③ 證治分類

暴瀉（急性泄瀉）

| 證型 | 望 | 聞 | 問 | 切 | 治 |
|---|---|---|---|---|---|
| 寒濕證 | 腸鳴，舌苔薄白或白膩 | — | 泄瀉清稀，甚至如水樣，腹痛腸鳴，脘悶食少 | 脈濡緩 | 芳香化濕解表散寒（藿香正氣散加減） |
| 濕熱證 | 舌質紅，苔黃膩 | — | 泄瀉腹痛，瀉下急迫，或瀉而不爽，糞色黃褐，氣味臭穢，肛門灼熱 | 脈濡數或滑數 | 清腸利濕（葛根黃芩黃連湯加減） |

（續表）

| 證型 | 望 | 聞 | 問 | 切 | 治 |
|---|---|---|---|---|---|
| 食滯證 | 舌苔垢濁或厚膩 | — | 腹痛腸鳴，瀉後痛減，瀉下稀便，臭如敗卵，伴有不消化食物，脘腹脹滿 | 脈滑大 | 消食導滯（保和丸加減） |

久瀉（慢性泄瀉）

| 證型 | 望 | 聞 | 問 | 切 | 治 |
|---|---|---|---|---|---|
| 脾胃虛弱 | 面少華，舌淡苔白 | — | 稍進油膩食物即發生泄瀉，伴有不消化食物，大便時瀉時溏 | 脈細沉 | 健脾益氣和胃滲濕（參苓白朮散） |
| 肝氣乘脾 | 舌苔薄白或薄膩 | — | 腸鳴攻痛，腹痛即瀉，瀉後痛緩 | 脈細弦 | 抑肝扶脾（痛瀉要方加減） |
| 腎陽虛衰 | 舌淡苔白 | — | 黎明之前腹痛，腸鳴即瀉，瀉後即安，小腹冷痛 | 脈沉細 | 溫補脾腎固澀止瀉（四神丸） |

## ＊ 預後轉歸

急性泄瀉經過適當治療，多能治癒；少數患者失治誤治，可能反覆發作，遷延不癒，或由實轉虛，變為慢性泄瀉。慢性泄瀉一般經由正確治療，也能痊癒。

## ＊ 預防與調護

① 加強運動鍛鍊，平時要養成良好的衛生習慣，不飲生水，忌食腐敗變質食物，少食生冷瓜果；居處冷暖適宜。

② 急性泄瀉患者宜暫禁食，以利於病情恢復；重度泄瀉者，要注意防止脫水，應及時補充液體或飲用淡鹽水。

③ 飲食以流質或半流質為宜。

# 便秘

　　便秘是由於大腸傳導功能失常，導致大便排出秘結、排便時間或排便間隔時間延長為特徵的病證。其原因主要有外感寒熱之邪、內傷飲食情志、病後體虛、陰陽氣血不足等。基本病機是邪滯大腸，腑氣閉塞不通，或腸失溫潤，推動無力，導致大腸傳導功能失常。

　　除上述表現外，還可能伴有腹脹腹痛、頭暈頭脹、噯氣食少、心煩失眠、肛裂、出血、痔瘡，以及汗出、氣短乏力、心悸頭暈等症狀。

## * 辨證論治

　　① 辨證要點：分虛實論治。實者當辨熱秘、氣秘和冷秘；虛者當辨氣虛、血虛、陰虛和陽虛。

　　② 治療原則：恢復大腸傳導功能，保持大便暢通。避免單純用瀉下藥，應針對不同的病因病機採取相應的治法。

　　③ 證治分類

實秘

| 證型 | 望 | 聞 | 問 | 切 | 治 |
|---|---|---|---|---|---|
| 熱秘 | 面紅舌紅，苔黃燥 | 口臭 | 大便乾結，腹脹腹痛，口乾，心煩不安，小便短赤 | 脈滑數 | 瀉熱導滯潤腸通便（麻子仁丸加減） |
| 氣秘 | 舌苔薄膩 | — | 大便乾結，欲便不得出，或便而不暢，腸鳴矢氣，腹中脹痛，胸脇滿悶 | 脈弦 | 順氣導滯（六磨湯加減） |

（續表）

| 證型 | 望 | 聞 | 問 | 切 | 治 |
|------|-----|-----|-----|-----|-----|
| 冷秘 | 舌苔白膩 | — | 大便艱澀，腹痛拘急，脹滿拒按，手足不溫，呃逆嘔吐 | 脈弦緊 | 溫裡散寒通便導滯（大黃附子湯加減） |

### 虛秘

| 證型 | 望 | 聞 | 問 | 切 | 治 |
|------|-----|-----|-----|-----|-----|
| 氣虛秘 | 面白神疲，舌淡苔白 | — | 糞質不乾硬，但臨廁排便困難，便後乏力，體質虛弱 | 脈弱 | 補氣潤腸健脾升陽（黃耆湯加減） |
| 血虛秘 | 口唇色淡，舌淡苔少 | — | 大便乾結，排出困難，面色無華，心悸氣短，健忘 | 脈細 | 養血潤腸潤燥通便（潤腸丸加減） |
| 陰虛秘 | 形體消瘦，兩頰紅赤，舌紅少苔 | — | 大便乾結，如羊屎狀，頭暈耳鳴，心煩失眠，潮熱盜汗 | 脈細數 | 滋陰潤腸通便（增液湯加減） |
| 陽虛秘 | 面色㿠白，舌淡苔白 | — | 大便或餘或不乾，皆排出困難，小便清長，四肢不溫，腹中冷痛 | 脈沉遲 | 溫陽潤腸（濟川煎加減） |

## ＊預後轉歸

便秘常可引起腹脹、腹痛、頭暈頭脹、食欲減退、睡眠不安等症。便秘日久，會引起肛裂、痔瘡。若能積極治療，並且注意飲食、情志、運動調護，大多能在短期內治癒。

## ＊ 預防與調護

①注意飲食調理，避免辛辣燥熱食物。

②適當多吃富含膳食纖維的全穀雜糧、蔬菜、水果。

③增加體力活動，加強腹肌鍛鍊，避免久坐少動。

④保持心情舒暢，避免憂思惱怒。養成定時排便的習慣。

> 便秘與腸結
>
> 　　二者皆有大便秘結症狀，但腸結多為急病，腹部疼痛拒按，大便完全不通，且無矢氣和腸鳴。便秘多為慢性久病。

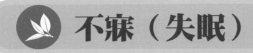

# 不寐（失眠）

　　失眠是心神失養或心神不安導致的以經常不能獲得正常睡眠為特徵的一類病證。主要表現為睡眠時間、深度的不足以及不能消除疲勞、恢復體力與精力，輕者入睡困難，或者寐而不酣，時寐時醒，或醒後不能再寐，重則徹夜不寐。

　　失眠多由情志、飲食內傷，以及病後及年邁、稟賦不足、心虛膽怯等病因引起。其病機有兩個：一是因心血虛、膽虛、脾虛、腎陰虧虛而導致心失所養；二是由心火偏亢、肝鬱、痰熱、胃失和降進而導致心神不安。

## ✳ 辨證論治

　　① 辨證要點：辨虛實。
　　② 治療原則：補虛瀉實，調整臟腑氣血陰陽。
　　③ 證治分類

| 證型 | 望 | 聞 | 問 | 切 | 治 |
|------|------|------|------|------|------|
| 肝火擾心 | 目赤，舌紅苔黃 | — | 不寐多夢，徹夜不眠，煩躁易怒，頭暈頭脹，耳鳴 | 脈弦數 | 疏肝瀉火<br>鎮心安神<br>（龍膽瀉肝湯加減） |
| 痰熱內擾 | 舌偏紅，苔黃膩 | — | 不寐，胸悶心煩，噯氣，伴有頭重目眩、口苦 | 脈滑數 | 清化痰熱<br>和中安神<br>（黃連溫膽湯加減） |
| 心脾兩虛 | 面色少華，舌淡苔薄 | — | 不寐，多夢易醒，心悸健忘，神疲食少，頭暈目眩 | 脈無力 | 補益心脾<br>養血安神<br>（歸脾湯加減） |

（續表）

| 證型 | 望 | 聞 | 問 | 切 | 治 |
|------|-----|-----|------|-----|------|
| 心腎不交 | 舌紅少苔 | — | 心煩不寐，入睡困難，心悸多夢，頭暈耳鳴，腰膝痠軟，遺精或月經不調 | 脈細數 | 滋陰降火<br>交通心腎<br>（六味地黃丸加減） |
| 心膽氣虛 | 舌淡 | — | 心煩不寐，多夢易醒，膽怯心悸，觸事易驚，伴有氣短自汗、倦怠乏力 | 脈弦細 | 益氣鎮驚<br>安神定志<br>（安神定志丸合酸棗仁湯） |

## ＊ 預後轉歸

　　除部分病程短、病情單純者治療成效較快，多數患者的病程較長，病情複雜，治療難度增加。

## ＊ 預防與調護

　　① 注意精神調護，避免不良情緒刺激。

　　② 養成良好的生活習慣，按時睡覺，不晚睡熬夜，睡前不飲濃茶、咖啡和抽菸等。

　　③ 保持心情愉快，並且加強運動鍛鍊。

心悸

　　心悸是心之氣血陰陽虧虛，或痰飲瘀血阻滯，致心失所養出現心中悸動不安，甚則不能自主的一種病證。其病因多為體質虛弱、飲食勞倦、七情所傷、感受外邪等。病位主要在心，由於心神失養，而心神動搖，悸動不安，但其發病與脾、腎、肺、肝四臟功能失調有關。

　　心悸的基本證候特點是發作性心慌不安，心跳劇烈，神情緊張，不能自主，呈陣發性或持續不止，伴有胸悶不適、易激動、心煩、少寐多汗、顫動、乏力、頭暈等。

## ＊ 辨證論治

　　① 辨證要點：辨虛實和其他臟器疾病。

　　② 治療原則：心悸虛證由臟腑氣血陰陽虧虛、心神失養所致，治當補益氣血、調理陰陽，以求氣血調暢、陰平陽秘，促進臟腑功能的恢復。心悸實證常由痰飲、瘀血等所致，治當祛痰、化飲、活血化瘀。

　　③ 證治分類

| 證型 | 望 | 聞 | 問 | 切 | 治 |
|------|------|------|------|------|------|
| 心虛膽怯 | 善驚易恐，坐臥不安，苔薄白 | — | 心悸不寧，少寐多夢易驚醒 | 脈細略數或細弦 | 鎮驚定志<br>養心安神<br>（安神定志丸加減） |
| 心血不足 | 面色無華，舌淡紅 | — | 心悸氣短，頭暈目眩，少寐多夢，健忘 | 脈細弱 | 補血養心<br>益氣安神<br>（歸脾湯） |

（續表）

| 證型 | 望 | 聞 | 問 | 切 | 治 |
|------|-----|-----|-----|-----|-----|
| 陰虛火旺 | 舌紅少津，苔少或無 | 一 | 心悸易驚，心煩失眠，五心煩熱，口乾，盜汗 | 脈細數 | 滋陰清火<br>養心安神<br>（黃連阿膠湯加減） |
| 心陽不振 | 面色蒼白，形寒肢冷，舌淡苔白 | 一 | 心悸不安，胸悶氣短，動則尤甚 | 脈細弱或沉細無力 | 溫補心陽<br>安神定悸<br>（桂枝甘草龍骨牡蠣湯合參附湯加減） |
| 水飲凌心 | 下肢腫，形寒肢冷，流涎，舌淡胖，苔白滑 | 一 | 心悸，胸悶痞滿，渴不欲飲 | 脈弦滑或沉細而滑 | 振奮心陽<br>化氣利水<br>（苓桂朮甘湯加減） |
| 瘀阻心脈 | 唇甲青紫，舌質紫暗或有瘀斑 | 一 | 心悸，胸悶不適，心痛時作，痛如針刺 | 脈澀或結或代 | 活血化瘀<br>理氣通絡<br>（桃仁紅花煎合桂枝甘草龍骨牡蠣湯加減） |
| 痰火擾心 | 舌質紅，苔黃膩 | 一 | 心悸時發時止，受驚易發，胸悶煩躁，失眠多夢，口乾口苦，大便秘結 | 脈弦滑 | 清熱化痰<br>寧心安神<br>（黃連溫膽湯加減） |
| 邪毒犯心 | 舌質紅、少津，苔薄黃 | 一 | 心悸，胸悶，氣短，發熱，惡寒 | 脈細數或結代 | 清熱解毒<br>益氣養陰<br>（銀翹散合生脈飲加減） |

## ∗ 預後轉歸

　　心悸的預後主要取決於本虛標實的程度，以及治療是否及時、恰當。心悸僅為偶發、短暫、陣發者，一般能很快治癒，或可以不治而癒；反覆發作或長時間持續發作者，則較為難治。

## ✳ 預防與調護

① 居住環境安靜，避免噪音等一切不良刺激。

② 空氣清新。

③ 保持精神樂觀，情緒穩定。

④ 堅持治療，堅定信心。

⑤ 避免驚恐刺激及憂思惱怒等。

---

驚悸與怔忡

　　驚悸發病，多與情緒因素有關，可由驟遇驚恐、憂思、憤怒、悲哀過極或過度緊張而誘發，多為陣發性，實證居多，但也存在內虛因素。病來雖速，病情較輕，可自行緩解，不發作時如常人。怔忡多由久病體虛、心臟受損所致，無精神因素亦可發生，常持續心悸，心中惕惕，不能自控，活動後加重。病來雖漸，病情較重，每屬虛證，或虛中夾實，不發時亦可見臟腑虛損症狀。驚悸日久不癒合，亦可形成怔忡。

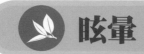

# 眩暈

　　眩是眼花，暈是頭暈，兩者經常同時並見，統稱為眩暈。眩暈輕者閉目可止，重者如坐車船，旋轉不定，不能站立，或伴有噁心、嘔吐、汗出、面色蒼白等症狀。眩暈多由於外邪、情志、飲食內傷、體虛久病、失血勞倦及外傷、手術等病因，引起風、火、痰、瘀上擾清空或精虧血少、清竅失養所致。

## ✳ 辨證論治

　　① 辨證要點：辨相關臟腑、標本虛實。

　　② 治療原則：補虛瀉實，調整陰陽。

　　③ 證治分類

| 證型 | 望 | 聞 | 問 | 切 | 治 |
|---|---|---|---|---|---|
| 肝陽上亢 | 顏面潮紅，舌紅苔黃 | — | 眩暈耳鳴，頭痛且脹，失眠多夢，急躁易怒 | 脈弦或數 | 平肝潛陽（天麻鉤藤飲加減） |
| 痰濕中阻 | 舌苔白膩 | — | 眩暈、頭重昏蒙，胸悶噁心，嘔痰涎 | 脈濡滑 | 化痰去濕 健脾和胃（半夏白朮天麻湯加減） |
| 瘀血阻竅 | 面唇紫暗，舌暗有瘀斑 | — | 眩暈頭痛，健忘，失眠，心悸，精神不振，耳鳴耳聾 | 脈澀或細澀 | 活血化瘀 通竅活絡（通竅活血湯加減） |

（續表）

| 證型 | 望 | 聞 | 問 | 切 | 治 |
|------|-----|-----|-----|-----|-----|
| 氣血虧虛 | 面色㿠白，唇甲不華，髮色不澤，舌淡苔薄白 | — | 頭暈目眩，勞累發作，神疲乏力，心悸少寐，納差食少 | 脈細弱 | 補養氣血健運脾胃（歸脾湯加減） |
| 腎精不足 | 面色㿠白，舌紅少苔或舌淡嫩苔白 | — | 眩暈日久不癒，精神萎靡，腰膝痠軟，耳鳴齒搖 | 脈細數 | 滋養肝腎益精填髓（左歸丸加減） |

## ＊ 預後轉歸

眩暈易反覆發作，積極治療可終止或減輕症狀。遷延日久者要積極查明原因並治療原發病。

## ＊ 預防與調護

① 保持心情開朗愉悅，飲食有節，多吃蔬菜、水果，忌菸酒、油膩、辛辣之品，少食海鮮發物。

② 虛證眩暈者可配合食療，加強營養。

③ 眩暈發作時應臥床休息，閉目養神，避免做旋轉、彎腰等動作，以免誘發或加重病情。

# 頭痛

頭痛是指由於外感六淫或內傷雜病致使脈絡拘急或失養、清竅不利所引起的以自覺頭痛為主要特徵之疾病。多由感受外邪、情志失調、飲食不節、先天稟賦不足、頭部外傷引起。有引起頭痛的外感、內傷因素，或者有反覆發作的病史。*

## 辨證論治

① 辨證要點：辨外感內傷、相關經絡和疼痛性質。

② 治療原則：分內外虛實。外感頭痛以風邪為主，當祛風；內傷頭痛多屬虛證或虛實夾雜，虛者以補氣養血或益腎填精為主，虛實夾雜者標本兼顧並治。此外，還必須注意循經用藥。

③ 證治分類

### 外感頭痛

| 證型 | 望 | 聞 | 問 | 切 | 治 |
|---|---|---|---|---|---|
| 風寒頭痛 | 苔薄白 | 善太息，噯氣頻作 | 頭痛時作，痛連頸部和後背，怕風畏寒，遇風尤劇，口不渴 | 脈浮 | 發散風寒通絡止痛（川芎茶調散加減） |
| 風熱頭痛 | 面紅目赤，舌質紅，苔黃 | — | 起病急，頭脹痛，甚至頭痛如裂，發熱或惡風，口渴欲飲，便秘尿黃 | 脈浮數 | 疏風清熱（芎芷石膏湯加減） |
| 風濕頭痛 | 苔白膩 | — | 頭痛如裹，肢體困重，胸悶納呆，大便或溏，小便不利 | 脈濡 | 祛風勝濕（羌活勝濕湯加減） |

內傷頭痛

| 證型 | 望 | 聞 | 問 | 切 | 治 |
|---|---|---|---|---|---|
| 肝陽頭痛 | 面紅，苔薄黃 | — | 頭脹痛而眩，心煩易怒，耳鳴，或兼脅痛，口苦 | 脈弦有力 | 平肝潛陽（天麻鉤藤飲加減） |
| 血虛頭痛 | 面色少華，舌質淡，苔薄白 | — | 頭痛隱隱，時時昏暈，心悸失眠，神疲乏力 | 脈細弱 | 養血滋陰活絡止痛（加味四物湯加減） |
| 氣虛頭痛 | 面色少華，神疲乏力 | 氣短少言 | 頭痛而暈，遇勞加重 | 脈虛 | 健脾益氣升清（益氣聰明湯加減） |
| 痰濁頭痛 | 苔白膩 | — | 頭痛昏蒙，胸脘滿悶，納呆嘔吐 | 脈弦或弦滑 | 健脾燥濕化痰息風（半夏白朮天麻湯加減） |
| 腎虛頭痛 | 舌紅少苔 | — | 頭痛而空，眩暈耳鳴，腰膝痠軟，遺精帶下，少寐 | 脈細無力 | 滋陰補腎（大補元煎加減） |
| 瘀血頭痛 | 舌紫，苔薄白 | — | 頭痛經久不癒，痛如錐刺，固定不移，日輕夜重，或頭部有外傷史 | 脈細或細澀 | 活血通竅止痛（通竅活血湯加減） |

## * 預後轉歸

外感頭痛治療較容易，預後良好；內傷頭痛因虛實夾雜，治療較難，但只要辨證準確，用心治療，也可以使病情得到緩解，甚至治癒；如果併發中風、心痛、嘔吐等症狀則預後較差。

## * 預防與調護

清淡飲食，緩解緊張情緒，注意休息。

# 🌿 中風

　　中風是以突然昏仆、半身不遂、口舌歪斜、語言不利為主要臨床表現的病證。因為該病發病急驟，症狀多樣，病情變化迅速，和「風」變特點相似，所以被稱為中風。多見於中老年人，常留有後遺症。

　　本病冬春兩季較多見。多因氣血虧虛、勞逸失度、內傷積損、情志不遂、飲酒飽食等因素誘發。發病前常有頭暈、頭痛、肢體麻木等先兆症狀。

## ＊ 辨證論治

　　① 辨證要點：出現中風症狀一定要及時就醫，治療的主要目的為促進癱瘓肢體和語言障礙的功能恢復，改善腦功能，減少後遺症以及預防復發。如果病情有所緩解，在恢復期可以辨證論治，比如辨病期，辨中經絡與中臟腑，中臟腑則辨閉證與脫證，辨病勢順逆。

　　② 治療原則：應分清病期，兼顧標本緩急，正確使用通下之法。

　　③ 證治分類

**急性期**

| 證型 | 望 | 聞 | 問 | 切 | 治 |
|---|---|---|---|---|---|
| 風痰瘀阻（中經絡） | 口舌歪斜，口角流涎，半身不遂，舌苔薄白或紫暗或有瘀斑 | 舌強言謇，善太息，噯氣頻作 | 頭暈頭痛，手足麻木 | 脈弦澀或小滑 | 息風化痰活血通絡（半夏白朮天麻湯合桃仁紅花煎加減） |

（續表）

| 證型 | 望 | 聞 | 問 | 切 | 治 |
|---|---|---|---|---|---|
| 風陽上擾（中經絡） | 口舌歪斜，半身不遂，面紅目赤，舌質紅苔薄黃 | — | 眩暈頭痛，耳鳴，腰腿痠軟 | 脈弦細或弦滑 | 平肝息風（天麻鉤藤飲） |
| 陽閉（中臟腑） | 突然昏仆，不省人事，半身不遂，面紅，舌紅苔黃 | 鼻鼾氣粗 | 起病驟急，躁動不安 | 脈弦滑有力 | 清熱化痰醒神開竅（羚角鉤藤湯配合灌服安宮牛黃丸） |
| 陰閉（中臟腑） | 突然昏仆，半身不遂，面白唇暗，舌暗，苔白膩滑 | — | 起病驟急，四肢不溫 | 脈沉滑 | 豁痰息風（滌痰湯配合灌服蘇合香丸） |
| 脫證（中臟腑） | 突然昏仆，面色蒼白，目合口開，舌萎縮 | 鼻鼾息微 | 手撒遺尿，汗出肢冷 | 脈沉細微欲絕或浮大無根 | 益氣回陽固脫（參附湯合生脈飲加減） |

### 恢復期和後遺症期

| 證型 | 望 | 聞 | 問 | 切 | 治 |
|---|---|---|---|---|---|
| 痰瘀阻絡 | 口舌歪斜，半身不遂，舌紫暗或有瘀斑，苔滑膩 | 舌強言謇 | 肢體麻木 | 脈弦滑或澀 | 化痰祛瘀活血通絡（溫膽湯合四物湯加減） |
| 氣虛血瘀 | 口舌歪斜，半身不遂，面色萎黃，舌質淡紫或有瘀斑，苔薄白 | 舌強言謇 | 肢軟無力，患側手足浮腫 | 脈細澀或細弱 | 益氣養血化瘀通絡（補陽還五湯加減） |
| 肝腎虧虛 | 半身不遂，患肢僵硬，舌紅或淡紅 | 舌強不語 | 肢體肌肉萎縮 | 脈細或沉細 | 滋養肝腎（左歸丸合地黃飲子加減） |

## * 預後轉歸

中經絡者一般預後較好，中臟腑者易發生中風後遺症。

## * 預防與調護

① 要極度重視中風先兆症狀，及早治療。

② 中年人應適當運動，鍛鍊身體，飲食清淡，避免精神刺激，保持情緒穩定。

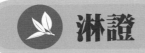 淋證

　　淋證是指以小便頻數短澀、淋瀝刺痛、少腹拘急為主症的病證。此病多因嗜酒過度，或多食肥甘食物，釀成濕熱，或情緒不好，鬱怒傷肝所致。其主要病機為濕熱蘊結下焦，腎與膀胱氣化不利。

　　本病的診斷以小便頻急、滴瀝不盡、尿道澀痛、小腹拘急、痛引腰腹等為基本臨床特徵。病久或反覆發作之後，常伴有低熱、腰痛、小腹墜脹、疲勞等症狀。

## ＊ 辨證論治

　　① 辨證要點：辨六淋主症、淋證虛實。
　　② 治療原則：實則清利，虛則補益，這是治療淋證的基本原則。
　　③ 證治分類

| 證型 | 望 | 聞 | 問 | 切 | 治 |
|------|-----|-----|------|-----|-----|
| 熱淋 | 苔黃膩 | — | 小便頻急短澀，尿道灼熱刺痛，尿色黃赤，少腹拘急脹痛，或有發熱、口苦、嘔噁 | 脈滑數 | 清熱解毒<br>利濕通淋<br>（八正散加減） |
| 石淋 | 舌紅，苔薄黃 | — | 排尿澀痛，尿中時夾砂石，或排尿時突然中斷，少腹拘急，尿中帶血 | 脈弦或帶數 | 清熱利尿<br>通淋排石<br>（石葦散加減） |
| 氣淋 | 苔薄白 | — | 小便澀痛，淋瀝不宣，少腹脹滿疼痛 | 脈弦 | 理氣疏導<br>通淋利尿<br>（沉香散） |

（續表）

| 證型 | 望 | 聞 | 問 | 切 | 治 |
|------|-----|-----|-----|-----|-----|
| 血淋 | 舌尖紅，苔黃 | — | 小便頻急，熱澀刺痛，尿色深紅，或夾有血塊 | 脈滑數 | 清熱通淋<br>涼血止血<br>（小薊飲子加減） |
| 膏淋 | 舌質紅，苔黃膩 | — | 小便混濁如米泔水，上有浮油，尿道熱澀、疼痛 | 脈濡數 | 清熱利濕<br>分清瀉濁<br>（程氏萆薢分清飲加減） |
| 勞淋 | 舌質淡 | — | 小便不甚赤澀，但淋瀝不已時作時止，遇勞即發，腰膝酸軟，神疲乏力 | 脈虛弱 | 健脾益腎<br>（無比山藥丸加減） |

## ＊預後轉歸

淋證預後與類型及病情輕重有關，淋證的實證如熱淋、石淋初起，輕者一般預後良好，若久淋不癒，則可發展成「癃閉」（即小便不利，點滴而短少，或閉塞、點滴全無）和「關格」（小便不通與嘔吐並見）。

## ＊預防與調護

① 增強體質，防止情志內傷。

② 消除各種外邪入侵和濕熱內生的相關因素，注意外陰部清潔，不憋尿。

③ 多飲水，飲食清淡。

④ 發病期要注意休息，有助於早日恢復健康。

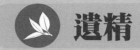 # 遺精

遺精是指非因性生活而發生精液遺泄的一種病證。有夢而遺精者，稱為「夢遺」；無夢而遺精，甚至清醒時精液自出者，稱為「滑精」。西醫學的神經衰弱、前列腺炎等引起的遺精，可參考本節辨證論治。

本病為男科疾病，多由於患者勞心過度、恣情縱慾、飲食不節、慾念不遂等因素導致。其病機主要是腎失封藏，精關不固。

夢中遺精，每週超過2次以上；或在清醒時，非因性生活而精液自出，伴有耳鳴、頭昏、健忘、失眠、神倦乏力、腰痠膝軟等症，並且持續1個月以上者，即可診斷為遺精。

## ＊ 辨證論治

① 辨證要點：明辨疾病虛實、細審臟腑部位。

② 治療原則：實證以清瀉為主，虛證以補澀為主。

③ 證治分類

| 證型 | 望 | 聞 | 問 | 切 | 治 |
|---|---|---|---|---|---|
| 君相火旺 | 舌紅，苔薄黃 | — | 少寐多夢，夢中遺精，心中煩熱，頭暈目眩 | 脈弦數 | 清心安神滋陰清熱（黃連清心飲加減） |
| 濕熱下注 | 舌質紅，苔黃膩 | — | 遺精頻作，小便熱赤混濁，或者尿澀不爽，口苦或口渴 | 脈濡數 | 清熱利濕（程氏萆薢分清飲加減） |

（續表）

| | 證型 | 望 | 聞 | 問 | 切 | 治 |
|---|---|---|---|---|---|---|
| | 勞傷心脾 | 面色萎黃，神疲乏力，舌淡苔薄 | 一 | 勞則遺精，心悸不寧，失眠健忘，面色萎黃，食少便溏 | 脈弱 | 調補心脾益氣攝精（妙香散加減） |
| 腎虛不固 | 遺精損傷腎精——腎陰虛 | 舌紅少苔 | 一 | 夢遺頻作，甚至滑精，腰膝痠軟，咽乾，心煩，眩暈耳鳴，健忘失眠，低熱頰赤 | 脈細數 | 補益腎精固澀止遺（六味地黃丸或左歸丸） |
| 腎虛不固 | 滑精既久，陰虛及陽——腎陽虛 | 舌淡胖，苔白滑 | 一 | 無夢而遺，精冷，形寒肢冷，陽痿早洩，眩暈耳鳴，夜尿多 | 脈沉細 | 補腎固精（金鎖固精丸加減） |

## ﹡ 預後轉歸

遺精實證容易治療，多能痊癒。但若調護不當或失治，也可使病情遷延不癒，甚至發展成虛勞。

## ﹡ 預防與調護

① 注意調護心神，排除雜念，清心寡慾，注意生活起居，避免腦力和體力過勞。

② 晚餐不宜過飽，養成側臥習慣，被褥不宜過重，褲不宜過緊，以減少局部刺激，並且應少食辛辣刺激性食物。

# 陽痿

　　陽痿是指成年男子性交時陰莖痿弱不起，或舉而不堅，或堅而不能持久，無法進行正常性生活的一種病證。其病位在腎，並與脾、胃、肝關係密切。西醫學中的男子性功能障礙和某些慢性疾病表現以陽痿為主者，可參考本節內容辨證論治。

　　成年男子以陰莖痿弱不起，舉而不堅，或者堅而不能持久，無法進行正常性生活為主要診斷依據，常伴有神疲乏力、腰痠膝軟、頭暈耳鳴、畏寒肢冷等症。

## ＊辨證論治

　　① 辨證要點：辨虛實、寒熱，明臟腑。
　　② 治療原則：補腎疏肝，健脾益氣，行氣活血，恢復前陰宗筋氣血。
　　③ 證治分類

| 證型 | 望 | 聞 | 問 | 切 | 治 |
|---|---|---|---|---|---|
| 命門火衰 | 精神萎靡，舌質淡胖，苔白 | — | 陽事不舉，舉而不堅，性慾減退，局部冷濕，腰痠膝軟，頭暈耳鳴，畏寒肢冷，精神萎靡 | 脈沉遲或沉細 | 溫腎壯陽（贊育丹加減） |
| 心脾虛虧 | 面色萎黃，神疲乏力，舌淡，舌邊有齒痕，苔薄白 | — | 陽事不舉，精神不振失眠多夢，夜寐不安，力不從心 | 脈細弱 | 補益心脾（歸脾湯加減） |

（續表）

| 證型 | 望 | 聞 | 問 | 切 | 治 |
|---|---|---|---|---|---|
| 肝鬱氣滯 | 舌質淡，苔薄白 | 喜太息 | 臨房不舉，舉而不堅，心情抑鬱，脅肋脹悶 | 脈弦 | 疏肝解鬱（柴胡疏肝散加減） |
| 恐懼傷腎 | 舌質淡，苔薄膩 | 言遲聲低 | 陽事不舉，心悸，膽怯多疑，夜寐不安 | 脈弦細 | 益腎寧神（啟陽娛心丹加減或大補元煎） |
| 濕熱下注 | 舌質紅，苔黃膩 | — | 陰莖痿軟，陰囊濕癢臊臭，小便短赤，下肢酸困 | 脈沉滑 | 清熱利濕（知柏地黃丸加減） |

## ＊ 預後轉歸

大多數患者經過適當治療調養之後，一般可以得到治癒，預後良好。

## ＊ 預防與調護

①注意情緒調節，減輕焦慮。

②調節飲食，加強鍛鍊，增強體質。

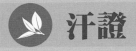 汗證

　　汗證是由於陰陽失調，腠理不固，而致汗液外泄失常的病證。不因外界環境因素的影響，白晝時汗出，甚至越來越嚴重的，稱為「自汗」；睡中汗出，醒來自止者，稱為「盜汗」。

　　汗證常因病後體虛、表虛受風、煩惱過度、情志不舒等原因所導致。自汗、盜汗是臨床雜病中常見的一種病證，中醫對其有比較系統、完整的認識，如果辨證用藥恰當，一般都有良好的療效。

## ＊ 辨證論治

　　① 辨證要點：辨明陰陽虛實。

　　② 治療原則：虛證當根據證候的不同而採取益氣、養陰、補血、調和營衛等治法；實證當清肝瀉熱、化濕和營。

　　③ 證治分類

| 證型 | 望 | 聞 | 問 | 切 | 治 |
|---|---|---|---|---|---|
| 肺衛不固 | 面色虛白少華，苔薄白 | — | 汗出惡風，稍勞動即汗出得特別多，易於感冒，體倦乏力 | 脈細弱 | 益氣固表（玉屏風散加減） |
| 心血不足 | 神疲氣短，面色不華，舌質淡 | — | 自汗或盜汗，心悸少寐 | 脈細 | 補心養血（歸脾湯加減） |
| 陰虛火旺 | 兩顴色紅，舌紅少苔 | — | 夜寐盜汗，或有自汗，五心煩熱，或午後潮熱，口渴 | 脈細數 | 滋陰降火（當歸六黃湯加減） |

（續表）

| 證型 | 望 | 聞 | 問 | 切 | 治 |
|---|---|---|---|---|---|
| 邪熱鬱蒸 | 面赤烘熱，舌苔薄黃 | — | 蒸蒸汗出，汗液易使衣服黃染，煩躁，口苦，小便色黃 | 脈弦數 | 清肝瀉熱化濕和營（龍膽瀉肝湯加減） |

## ＊ 預後轉歸

單純的自汗、盜汗，經過治療之大多可以在短期內治癒或好轉。其他疾病過程的自汗，尤其是盜汗，病情往往較重，治療時需要著重針對原發疾病，且常需藥等待原發疾病好轉、痊癒之後，自汗、盜汗的症狀才能減輕或消失。

## ＊ 預防與調護

① 加強運動鍛鍊，注意勞逸結合，保持心情愉快。

② 汗出時，儘量避風寒，以防感冒。汗出之後，要及時用乾毛巾將汗擦乾。出汗較多者，需經常更換內衣，並注意保持衣服、臥具被褥等物乾燥清潔。

# 痹證

　　痹證指感受風寒濕邪，經絡氣血閉阻，運行不暢，所導致以肢體關節疼痛、麻木、酸楚、重著以及活動不利為主要表現的病證。西醫學的風濕性關節炎、類風濕性關節炎、僵直性脊椎炎、退化性關節炎、坐骨神經痛等疾病，以肢體痹證為臨床特徵者，可參照本節辨證論治。

　　本病的發生，與體質因素、氣候條件、生活環境都有密切關係，正虛外衛不固是痹證發生的基礎，感受外邪是痹證發生的外部條件。本病診斷依據為肢體關節、肌肉疼痛、屈伸不利，或者疼痛遊走不定，關節劇痛、腫大變形等。

## ✳ 辨證論治

　　① 辨證要點：辨病邪偏盛，辨病性虛實。

　　② 治療原則：祛邪活絡，緩急止痛。

　　③ 證治分類

| 證型 | 望 | 聞 | 問 | 切 | 治 |
|------|-----|-----|------|-----|-----|
| 風寒濕痹 | 關節屈伸不利，舌質淡，苔薄白或白膩 | 一 | 肌肉關節痠痛，酸楚遊走不定，肌膚麻木不仁 | 脈弦緊或濡緩 | 除濕通絡祛風散寒（薏苡仁湯加減） |
| 風濕熱痹 | 關節屈伸不利，局部紅腫，肌膚紅斑，舌質紅，苔黃或黃膩 | 一 | 關節疼痛，局部灼熱，常有發熱口渴，煩悶不安 | 脈滑數或浮數 | 清熱通絡祛風除濕（白虎加桂枝湯加減） |

（續表）

| 證型 | 望 | 聞 | 問 | 切 | 治 |
|------|------|------|------|------|------|
| 寒熱錯雜 | 關節屈伸不利，苔白罩黃或舌紅苔白 | — | 關節灼熱腫痛或冷痛喜溫，惡風怕冷，口乾口苦，尿黃 | 脈弦或緊或數 | 溫經散寒（桂枝芍藥知母湯加減） |
| 痰瘀痹阻 | 關節屈伸不利，肌膚紫暗，舌質紫暗或有瘀斑，苔白膩 | — | 痹證日久，關節刺痛有定點，胸悶痰多 | 脈弦澀 | 化痰行瘀（雙合湯加減） |
| 氣血虛痹 | 關節屈伸不利，面色少華，唇甲淡白，舌淡苔薄 | — | 關節疼痛、酸楚，形體消瘦，肌膚麻木 | 脈細弱 | 益氣養血和營通絡（黃耆桂枝五物湯加減） |
| 肝腎虛痹 | 關節屈伸不利，肌肉消瘦，舌質淡紅，苔薄白或少津 | — | 痹證日久不癒，疼痛時輕時重，疲勞加重，或有遺精、陽痿 | 脈沉細弱或細數 | 補益肝腎通絡止痛（獨活寄生湯加減） |

## ＊預後轉歸

痹證治療及時，預後良好。若關節變形，肌肉萎縮，或者伴見心悸、浮腫等臟腑痹症狀者，大多預後不良。

## ＊預防與調護

① 改善陰冷、潮濕等不良的工作或生活環境，避免外邪入侵。

② 鍛鍊身體，增強機體禦邪能力。痹證初發時應積極治療。

# 腰痛

腰痛是指外感、內傷或挫閃仆跌導致腰部氣血運行失調，引起腰脊或腰脊兩側疼痛為主要症狀的一種病證。西醫學中的風濕性腰痛、腰肌勞損、脊椎病變之腰痛等，也可參照本節辨證論治。

腰痛多由於外感風、寒、濕、熱之邪，內傷久病，年老體衰，房慾過度及勞動外傷，導致患者筋脈痹阻，腰腹失養所導致。大多有腰部感受外邪、外傷、勞損等病史。

## ＊ 辨證論治

① 辨證要點：辨邪實與正虛，分清病理因素。

② 治療原則：分清標本緩急。邪實者，祛邪通絡；正虛者，補腎益精；虛實夾雜者，分別主次，兼顧用藥。

③ 證治分類

| 證型 | 望 | 聞 | 問 | 切 | 治 |
|------|------|------|------|------|------|
| 寒濕腰痛 | 苔白膩 | — | 腰部冷痛，轉側不方便，逐漸加重，每遇陰雨天或腰部感寒後加劇，痛處喜溫，得熱則減緩疼痛 | 脈沉而遲緩 | 散寒除濕 溫經通絡（甘薑苓朮湯加減） |
| 濕熱腰痛 | 苔黃膩 | — | 腰部疼痛，痛處伴有熱感，夏季或腰部著濕熱後痛劇 | 脈濡數 | 清熱利濕 舒筋活絡（四妙丸加減） |
| 瘀血腰痛 | 面晦唇暗，舌質隱青或有瘀斑 | — | 腰痛如刺，痛處固定，或脹痛不適，日輕夜重，多有閃挫跌打史，或伴血尿 | 脈澀 | 活血化瘀 理氣止痛（身痛逐瘀湯加減） |

217

（續表）

| 證型 | 望 | 聞 | 問 | 切 | 治 |
|------|-----|-----|-----|-----|-----|
| 腎虛腰痛 | 腎陽虛：面色㿠白，舌淡潤，苔薄白 | 一 | 腰痛以痠軟為主，喜按揉，腿膝無力，遇勞則甚，常反覆發作<br>偏腎陽虛者：怕冷，手足不溫 | 脈沉細 | 溫補腎陽<br>（右歸丸加減） |
|  | 腎陰虛：面色潮紅，舌紅苔少 |  | 偏腎陰虛者：心煩，口乾咽燥，手足心熱 | 脈細數 | 滋補腎陰<br>（左歸丸加減） |

## ✳ 預後轉歸

本病易反覆發作，纏綿難癒。腰痛屬於症狀，可見於多種疾病，對腰痛的治療，要結合原發病症綜合判斷處理，一般而言，原發病症治癒，腰痛會隨之減輕或消失。

## ✳ 預防與調護

① 注意腰部保暖，避免寒濕、濕熱侵襲，勿坐臥濕地。

② 加強運動鍛鍊，活動時腰部用力應適當，注意避免跌傷、仆倒、閃到、挫傷等等。

③ 勞逸適度，節制房事。

## 第五章

# 中醫婦科

# 月經過少

　　月經週期正常，經量明顯少於既往，經期不足2天，甚至只有點滴即淨者，稱「月經過少」。月經過少伴月經後期（延後）者，可發展為閉經。相當於西醫學性腺機能低下、子宮內膜結核、炎症或子宮刮除過深等引起的月經過少。

　　本病的發病機制為精虧血少，衝任氣血不足，或寒凝瘀阻，衝任氣血不暢，血海滿溢不多。常見的類型有腎虛、血虛、血寒和血瘀。

## ＊ 辨證論治

　　① 辨證要點：須分辨虛實，虛證者重在補腎益精，或補血益氣以滋經血之源；實證者重在溫經行滯，或祛瘀行血以通調衝任。

　　② 證治分類

| 證型 | 婦科症候 | 全身症候 | 舌苔 | 脈象 | 治法 |
|------|---------|---------|------|------|------|
| 腎虛 | 經來量少，不日即淨，或點滴即止，血色淡暗 | 腰膝痠軟，頭暈耳鳴，或小腹冷，夜尿多 | 舌淡 | 脈細沉 | 補腎益精養血調經（歸腎丸） |
| 血虛 | 經來量少，不日即淨，或點滴即止，經色淡紅 | 面色萎黃，頭暈眼花，心悸怔忡，小腹空墜 | 舌淡苔薄 | 脈細無力 | 補血益氣調經（滋血湯） |
| 血寒 | 經行量少，色暗紅，小腹冷痛，得熱痛減 | 面色青白 | 舌暗苔白 | 脈沉緊 | 溫經散寒活血調經（溫經湯） |

（續表）

| 證型 | 婦科症候 | 全身症候 | 舌苔 | 脈象 | 治法 |
|---|---|---|---|---|---|
| 血瘀 | 經行澀少，色紫黑有塊，小腹刺痛拒按 | — | 舌紫暗或有瘀斑 | 脈澀有力 | 活血化瘀理氣調經（通瘀煎） |

# 月經過多

　　月經週期正常，經量明顯多於既往者，稱為「月經過多」。主要表現為經量明顯增多，而週期、經期正常。本病相當於西醫學的功能失調性子宮出血症而引起的月經過多，或子宮肌瘤、盆腔炎症、子宮內膜異位症等疾病引起的月經過多，以及子宮避孕器引起的月經過多，均可按本病治療。

　　本病的發病機制是衝任不固，經血失於制約。治療時要注意經期和平時的不同，平時治本是調經，經期固衝止血需標本同治。

## ＊ 辨證論治

① 辨證要點：辨證屬於氣虛證、血熱證或血瘀證。

② 證治分類

| 證型 | 婦科症候 | 全身症候 | 舌苔 | 脈象 | 治法 |
|---|---|---|---|---|---|
| 氣虛證 | 行經量多，色淡紅，質清稀 | 面色無華或萎黃，神疲體倦，氣短懶言，心悸怔忡 | 舌淡苔薄 | 脈緩弱 | 補氣升提固衝止血（安沖湯） |
| 血熱證 | 經行量多，色鮮紅或深紅，質黏稠 | 口渴飲冷，心煩多夢，尿黃便結 | 舌紅，苔黃 | 脈滑數 | 清熱涼血固衝止血（保陰煎） |
| 血瘀證 | 經行量多，色紫暗，質稠有血塊，腹痛 | 平時小腹脹痛 | 舌紫暗或有瘀點 | 脈澀有力 | 活血化瘀固衝止血（桃紅四物湯） |

# 月經後期（延後）

　　月經週期延後1週以上，甚至3~5個月一次，經期正常，連續2個月經週期以上者，稱為「月經後期」。月經後期（延後）如伴經量過少，常可發展為閉經。

　　本病主要發病機制是精血不足或邪氣阻滯，血海不能按時滿溢，所以導致月經後期。

## ＊ 辨證論治

　　① 辨證要點：月經後期常見的分型有腎虛、血虛、血寒、氣滯和痰濕。所以治療月經後期必須辨明虛實。

　　② 證治分類

| 證型 | 婦科症候 | 全身症候 | 舌苔 | 脈象 | 治法 |
|---|---|---|---|---|---|
| 腎虛證 | 經期錯後，量少，色淡暗，質清稀 | 面色晦暗，腰痠腿軟，頭暈耳鳴 | 舌淡苔薄 | 脈沉細 | 補腎益氣養血調經（地黃飲子） |
| 血虛證 | 經期錯後，量少，色淡質稀 | 面色蒼白或萎黃，小腹空痛，頭暈眼花，心悸失眠 | 舌淡紅 | 脈細弱 | 補血養營益氣調經（人參養榮湯） |

（續表）

| 證型 | | 婦科症候 | 全身症候 | 舌苔 | 脈象 | 治法 |
|---|---|---|---|---|---|---|
| 血寒證 | 虛寒證 | 經期錯後，量少，色淡質稀，小腹隱痛，喜熱喜按 | 面色㿠白，腰痠無力，小便清長，大便稀溏 | 舌淡，苔白 | 脈沉遲無力 | 溫經扶陽養血調經（溫經湯《金匱要略》） |
| | 實寒證 | 經期錯後，量少，經色紫暗有塊 | 小腹冷痛拒按，得熱痛減，畏寒肢冷 | 舌暗，苔白 | 脈沉緊或沉遲 | 溫經散寒活血調經（溫經湯《婦人良方》） |
| 氣滯證 | | 經期錯後，量少，色暗紅或有血塊 | 小腹脹痛，精神抑鬱，胸悶不舒 | 舌象正常，苔薄白或微黃 | 脈弦或脈弦數 | 理氣行滯活血調經（烏藥湯） |
| 痰濕證 | | 經期錯後，量少，色淡，質黏，帶下量多 | 形體肥胖，頭暈，胸悶嘔噁 | 苔白膩 | 脈滑 | 燥濕化痰活血調經（芎歸二陳湯） |

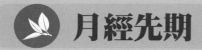 **月經先期**

月經週期提前7~10天，經期正常，連續2個月週期以上者稱為「月經先期」。如果月經先期伴隨著月經過多，有可能發展為崩漏。崩漏類似於西醫學功能失調性出血。

## ＊辨證論治

① 辨證要點：本病主要是因為衝任不固，經血失約所導致。常見證型有氣虛證和血熱證。

② 證治分類

**氣虛證**

| 證型 | 婦科症候 | 全身症候 | 舌苔 | 脈象 | 治法 |
|------|---------|---------|------|------|------|
| 脾氣虛證 | 月經提前或量多，色淡 | 神疲肢倦，氣短懶言，語聲低微，納少便溏 | 舌淡胖、邊有齒痕，苔薄白 | 脈緩弱 | 補脾益氣固衝調經（補中益氣湯） |
| 腎氣虛證 | 經期提前，量少，色淡暗，質清稀 | 精神不振，夜尿，腰痠腿軟，頭暈耳鳴，小便頻數 | 舌淡暗，苔薄白 | 脈沉細 | 補腎益氣固衝調經（固陰煎） |

**血熱證**

| 證型 | 婦科症候 | 全身症候 | 舌苔 | 脈象 | 治法 |
|------|---------|---------|------|------|------|
| 陰虛血熱 | 經期提前，量少，色紅質稠 | 頰赤唇紅，手足心熱，潮熱盜汗 | 舌質紅，苔少 | 脈細數 | 養陰清熱涼血調經（兩地湯） |

（續表）

| 證型 | 婦科症候 | 全身症候 | 舌苔 | 脈象 | 治法 |
|---|---|---|---|---|---|
| 陽盛血熱 | 經期提前，量多，色紫紅，質稠，流出有熱感 | 面色紅、唇赤，心胸煩悶，小便短黃，大便乾結 | 舌質紅，苔黃 | 脈數或滑數 | 清熱降火涼血調經（清經散） |
| 肝鬱化熱 | 經期提前，量多或少，色紫紅，質稠有塊 | 煩躁易怒，或乳房、胸脇、少腹脹悶不舒 | 舌質紅，苔薄黃 | 脈弦數 | 清肝解鬱涼血調經（丹梔逍遙散） |

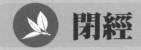 # 閉經

女子年逾16歲，月經尚未來潮，或月經來潮後又中斷6個月以上者，稱為「閉經」。西醫學的閉經、多囊性卵巢症候群引起的閉經可參照本病辨證治療。

本病發病機制有虛、實兩個方面。虛者多因精血不足，衝任不充，血海空虛，無血可下；實者多為邪氣阻滯，衝任受阻，脈道不通，經血不得下行。

## ＊ 辨證論治

① 辨證要點：本病應根據發病原因、婦科症狀、全身症狀，並結合月經史及胎產史等以辨明虛實。月經逐漸稀發至閉經，伴有腰膝酸軟、頭昏眼花者多屬虛證；驟然停經、胸脇脹滿、小腹疼痛者多屬實證。

② 證治分類

| 證型 | | 婦科症候 | 全身症候 | 舌苔 | 脈象 | 治法 |
|---|---|---|---|---|---|---|
| 腎虛證 | 腎氣虛證 | 月經初潮來遲，或月經延後量少，漸至閉經 | 頭暈耳鳴，腰痠腿軟，小便頻數，性慾淡漠 | 舌淡紅，苔薄白 | 脈沉細 | 補腎益氣養血調經（大補元煎加丹參、牛膝） |
| | 腎陰虛證 | 月經初潮來遲，或月經延後量少，漸至閉經 | 頭暈耳鳴，腰膝痠軟，或足跟痛，手足心熱，顴紅唇亦 | 舌紅，苔少或無苔 | 脈細數 | 滋腎益陰養血調經（左歸丸） |

（續表）

| 證型 | | 婦科症候 | 全身症候 | 舌苔 | 脈象 | 治法 |
|---|---|---|---|---|---|---|
| 腎虛證 | 腎陽虛證 | 月經初潮來遲，或月經延後量少，漸至閉經 | 面色晦暗，頭暈耳鳴，腰痛，畏寒肢冷，大便溏薄，小便清長 | 舌淡，苔白 | 脈沉弱 | 溫腎助陽養血調經（十補丸） |
| 脾虛證 | | 月經停閉數月 | 食欲不振，脘腹脹悶，大便溏薄，肢倦神疲，面色淡黃 | 舌淡胖有齒痕，苔白膩 | 脈緩弱 | 健脾益氣養血調經（參苓白朮散加當歸、牛膝） |
| 血虛證 | | 月經停閉數月 | 皮膚不潤，面色萎黃，頭暈目花，心悸怔忡，少寐多夢 | 舌淡，苔少 | 脈細 | 補血養血活血調經（小營煎加雞內金、雞血藤） |
| 氣滯血瘀 | | 月經停閉數月，小腹脹痛拒按 | 噯氣嘆息，精神抑鬱，煩躁易怒，胸脇脹滿 | 舌紫暗或有瘀斑 | 脈沉弦或澀而有力 | 行氣活血祛瘀通絡（膈下逐瘀湯） |
| 寒凝血瘀 | | 月經停閉數月，小腹冷痛拒按，得熱則痛緩 | 形寒肢冷，面色青白 | 舌紫暗，苔白 | 脈沉緊 | 溫經散寒活血調經（溫經湯《婦人良方》） |
| 痰濕阻滯 | | 月經停閉數月，帶下量多，色白質稠 | 形體肥胖，面目浮腫，頭暈目眩，胸脘悶滿 | 舌淡胖，苔白膩 | 脈滑 | 豁痰除濕活血通經（丹溪治濕痰方） |

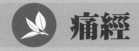

# 痛經

在經期或經行前後，出現週期性小腹疼痛，或痛引腰骶，甚至劇痛暈厥，稱為「痛經」。

本病的發生與衝任、胞宮的週期性生理變化有密切相關。經常是由於腎氣虧損、氣血虛弱、氣滯血瘀、寒凝血瘀、濕熱蘊結所致。治療原則，以調理衝任氣血為主。分為兩步驟：痛時調血止痛以治標，平時辨證求因以治本。

## ＊ 辨證論治

① 辨證要點：需根據痛經發生的時間、部位、疼痛的性質及程度，結合月經情況、全身症狀等，辨別虛實、寒熱，在氣、在血。

② 證治分類

| 證型 | 婦科症候 | 全身症候 | 舌苔 | 脈象 | 治法 |
|------|---------|---------|------|------|------|
| 腎氣虧損 | 經期或經後小腹隱隱作痛，月經量少，經色暗淡，量少質稀 | 面色晦暗，頭暈耳鳴，腰痠腿軟 | 舌質淡紅，苔薄 | 脈沉細 | 補腎填精養血止痛（調肝湯） |
| 氣血虛弱 | 經期或經後小腹隱隱作痛，喜按或小腹及陰部空墜不適；月經量少，色淡，質清稀 | 面色蒼白，頭暈心悸，神疲乏力，頭暈心悸 | 舌淡，苔薄 | 脈細弱 | 補氣養血和中止痛（黃耆建中湯加當歸、黨參） |

（續表）

| 證型 | 婦科症候 | 全身症候 | 舌苔 | 脈象 | 治法 |
|---|---|---|---|---|---|
| 氣滯血瘀 | 經前或經期小腹脹痛拒按，經血量少不暢，色紫暗有塊，塊下痛暫減，乳房脹痛 | 胸悶不舒 | 舌紫暗或有瘀點 | 脈弦澀 | 行氣活血祛瘀止痛（膈下逐瘀湯） |
| 寒凝血瘀 | 經前或經期小腹冷痛拒按，得熱則痛減，經血量少，色暗有塊 | 面色青白，畏寒肢冷 | 舌紫暗或有瘀點，苔白 | 脈沉緊 | 溫經散寒祛瘀止痛（溫經湯《婦人良方》） |
| 濕熱蘊結 | 經前或經期小腹灼痛拒按，經量多或經期長，色紫紅，有血塊，帶下量多，黃稠臭穢 | 低熱，小便黃赤 | 舌紅，苔黃膩 | 脈滑數或濡數 | 清熱除濕化瘀止痛（清熱調血湯） |

# 經行頭痛

每逢經期或經期前後，出現以頭痛為主的病證，稱為經行頭痛。育齡期婦女較多見。西醫學經前期症候群也可以按照本病進行論治。

本病的主要發病機制是氣血、陰精不足，經期之後，氣血陰精更虧，清竅失養。治療以調和氣血為主。

## ✱ 辨證論治

① 辨證要點：以疼痛時間、性質辨別虛實，根據疼痛部位辨別所屬臟腑經絡。通常，實者大多痛於經前或經期，多為刺痛或脹痛；虛者大多痛於經後或將淨時，多為頭暈隱痛。

② 證治分類

| 證型 | 婦科症候 | 全身症候 | 舌苔 | 脈象 | 治法 |
|------|----------|----------|------|------|------|
| 氣血虛弱 | 經期或經後頭痛，月經量少，色淡質稀 | 面色蒼白，心悸氣短，神疲體倦 | 舌淡苔薄 | 脈細弱 | 益氣養血<br>活絡止痛<br>（八珍湯加蔓荊子、雞血藤） |
| 陰虛陽亢 | 經期或經後頭痛，經量少、色鮮紅 | 頭暈目眩，口苦咽乾，煩躁易怒，腰痠腿軟，手足心熱 | 舌紅苔少 | 脈細數 | 滋陰潛陽<br>疏風止痛<br>（杞菊地黃丸加鉤藤、石決明） |
| 瘀血阻滯 | 經前或經期頭痛如錐刺，經色紫暗有塊 | 小腹疼痛拒按，胸悶不舒 | 舌紫暗，邊尖有瘀點 | 脈細澀或弦澀 | 活血化瘀<br>通竅止痛<br>（通竅活血湯） |

（續表）

| 證型 | 婦科症候 | 全身症候 | 舌苔 | 脈象 | 治法 |
|---|---|---|---|---|---|
| 痰濕中阻 | 經前或經期頭痛，月經量少色淡，平時帶多稠黏 | 頭暈目眩，形體肥胖 | 舌淡胖，苔白膩 | 脈滑 | 燥濕化痰 通絡止痛 （半夏白朮天麻湯加葛根、丹參） |

# 經行乳房脹痛

　　月經前或經期乳房作脹，甚至脹滿疼痛，或乳頭癢痛者，稱經行乳房脹痛。本病屬西醫學經前症候群範疇，多見於青壯年婦女。乳癖症（乳腺結構不良症中的常見輕型病變）也可按本病論治，預後良好。

　　本病多由於肝經鬱熱和痰火上擾所致。以乳房脹痛隨月經週期性發作為辨證要點。

## ＊ 辨證論治

　　① 辨證要點：本病主要辨其氣滯或痰凝，治療以行氣豁痰、疏通乳絡為主。

　　② 證治分類

| 證型 | 婦科症候 | 全身症候 | 舌苔 | 脈象 | 治法 |
|---|---|---|---|---|---|
| 肝鬱氣滯 | 經前乳房脹痛或乳頭癢痛，經行小腹脹痛 | 胸脇脹滿，煩躁易怒 | 舌紅苔薄 | 脈弦 | 疏肝理氣通絡止痛（柴胡疏肝散酌加王不留行、川楝子） |
| 胃虛痰滯 | 經前或經期乳房脹痛或乳頭癢痛，平時帶下量多、色白質黏，月經量少、色淡 | 胸悶痰多，食少納呆 | 舌淡胖，苔白膩 | 脈緩滑 | 健胃祛痰活血止痛（四物合二陳湯去甘草） |

## 帶下病

帶下的量明顯增多或減少，色、質、氣味發生異常，或伴隨全身、局部症狀者，稱為「帶下病」。包括帶下過多、帶下過少。

### ————帶下量多————

帶下的量明顯增多，色、質、氣味發生異常，還有可能會出現全身或局部症狀，稱為帶下過多。相當於西醫學的陰道炎、子宮頸炎、盆腔炎、婦科腫瘤等疾病引起的帶下增多。主要由脾陽虛、腎陽虛、陰虛夾濕、濕熱下注、濕毒蘊結所致。治療以健脾升陽除濕為主，輔以疏肝固腎，佐以清熱除濕、清熱解毒、散寒除濕等法。

### ＊辨證論治

①辨證要點：主要是根據帶下量、色、質、氣味，其次根據伴隨的症狀辨其寒熱虛實。

②證治分類

| 證型 | 婦科症候 | 全身症候 | 舌苔 | 脈象 | 治法 |
|------|---------|---------|------|------|------|
| 脾陽虛證 | 帶下量多，色白或淡黃，質稀薄，無臭氣，綿綿不斷 | 面色蒼白，神疲倦怠，四肢不溫，納少便溏，足腫 | 舌質淡，苔白膩 | 脈緩弱 | 健脾益氣升陽除濕（完帶湯） |
| 腎陽虛證 | 帶下量多，色白清冷，稀薄如水，淋漓不斷 | 面色晦暗，精神不振，頭暈耳鳴，腰痛，夜尿，小便清長，大便溏薄 | 舌淡潤，苔薄白 | 脈沉細而遲 | 溫腎助陽澀精止帶（內補丸） |

（續表）

| 證型 | 婦科症候 | 全身症候 | 舌苔 | 脈象 | 治法 |
|---|---|---|---|---|---|
| 陰虛夾濕 | 帶下量不甚多，色黃或赤白相兼，質稠或有臭氣，陰部乾澀不適，或有灼熱感 | 頰赤唇紅，腰膝痠軟，頭暈耳鳴，失眠多夢 | 舌紅，苔少或黃膩 | 脈細數 | 滋陰益腎清熱祛濕（知柏地黃丸加芡實、金櫻子） |
| 濕熱下注 | 帶下量多，色黃，黏稠，有臭氣，或伴陰部瘙癢 | 胸悶心煩，口苦咽乾，小便短赤 | 舌紅，苔黃膩 | 脈濡數 | 清熱利濕止帶（止帶方） |
| 濕毒蘊結 | 帶下量多，黃綠如膿，或赤白相兼，或五色雜下，狀如米泔，臭穢難聞 | 小腹脹痛，腰骶痠痛，口苦咽乾，小便短赤 | 舌質紅，苔黃膩 | 脈滑數 | 清熱解毒除濕（五味消毒飲加土茯苓、薏苡仁） |

## ─────帶下過少─────

帶下量少，甚至全無，陰道乾澀，伴有全身、局部症狀者，稱為帶下過少。本病病因病機主要是由於陰精不足，不能潤澤陰部。治療重在補腎填精，佐以化瘀養血。

## ＊辨證論治

① 辨證要點：主要是辨其虛實。虛者伴頭暈耳鳴，腰膝痠軟，手足心熱；實者常有小腹疼痛拒按，心煩易怒，胸脇、乳房脹痛。

② 證治分類

| 證型 | 婦科症候 | 全身症候 | 舌苔 | 脈象 | 治法 |
|------|---------|---------|------|------|------|
| 腎陰虧損 | 帶下量少，陰道乾澀 | 頭暈耳鳴，腰膝痠軟，烘熱汗出，口燥咽乾 | 舌紅苔少 | 脈細數 | 補腎益陰 養血潤燥 （固陰煎酌加麥冬、覆盆子、枸杞子、生牡蠣、生龜甲） |
| 血瘀津虧 | 帶下量少，陰道乾澀 | 小腹疼痛拒按，精神抑鬱，煩躁易怒，胸脇、乳房脹痛 | 舌質紫暗，或舌邊有瘀斑 | 脈弦澀 | 活血化瘀 滋陰生津 （膈下逐瘀湯酌加麥冬、覆盆子、枸杞子、生牡蠣） |

# 不孕症

　　女子婚後夫婦正常性生活一年以上，配偶生殖功能正常，未避孕而未受孕者，或曾經孕育過，未避孕又一年以上未再受孕者，稱為「不孕症」。不孕多由腎虛、肝鬱、痰濕、血瘀導致，主要病機與腎氣虧虛、衝任氣血失調有關。

## ＊辨證論治

　　① 辨證要點：重在審臟腑、衝任、胞宮之病位，辨氣血、寒熱、虛實之變化。治療重點是溫養腎氣、調理氣血，經調則病除。

　　② 證治分類

| 證型 | | 婦科症候 | 全身症候 | 舌苔 | 脈象 | 治法 |
|---|---|---|---|---|---|---|
| 腎虛證 | 腎氣虛 | 月經不調，經量或多或少 | 頭暈耳鳴，腰痠腿軟，神疲乏力 | 舌淡，苔薄 | 脈沉細 | 補腎益氣填精益髓（毓麟珠） |
| | 腎陽虛 | 月經後期，量少色淡，甚則閉經，平時白帶量多，性慾冷淡，腹冷 | 面色晦暗，腰痛如折，夜尿頻多，腹冷肢寒 | 舌淡，苔白滑 | 脈沉細而遲或沉遲無力 | 溫腎助陽化濕固精（溫胞飲） |
| | 腎陰虛 | 月經錯後，量少色淡 | 頭暈耳鳴，腰痠腿軟，眼花心悸 | 舌紅，苔少 | 脈細或細數 | 滋腎養血調補衝任（養精種玉湯） |

（續表）

| 證型 | 婦科症候 | 全身症候 | 舌苔 | 脈象 | 治法 |
|---|---|---|---|---|---|
| 肝鬱證 | 月經愆期（經期紊亂），量多少不定，經前乳房脹痛 | 胸脇不舒，精神抑鬱，煩躁易怒 | 舌紅，苔薄 | 脈弦 | 疏肝解鬱理血調經（百靈調肝湯） |
| 痰濕證 | 經行延後或閉經，帶下量多白黏 | 肥胖，面色蒼白，頭暈心悸 | 舌淡胖，苔白膩 | 脈滑 | 燥濕化痰理氣調經（啟宮丸） |
| 血瘀證 | 月經延後，量少或多，色紫黑有血塊 | 小腹疼痛拒按，經前痛甚 | 舌紫暗有瘀點 | 脈弦澀 | 活血化瘀溫經通絡（少腹逐瘀湯） |

第六章

# 中醫兒科

# 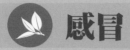 感冒

　　幼兒感冒屬外感性疾病，臨床以發熱、惡寒、頭痛、鼻塞、流涕、咳嗽、噴嚏、全身酸痛為特徵。由於幼兒肺臟嬌嫩，脾常不足，很容易出現夾痰、夾滯、夾驚等兼夾證。

　　感冒以感受風邪為主，冬春多見，在季節變換、氣候驟變時發病率高。發病誘因有氣候變化、寒溫交替、調護失宜等。當幼兒正氣不足，抵抗力低下時，外邪乘虛而入，即發生感冒。

## ＊ 辨證論治

　　① 辨證要點：幼兒感冒的辨證，重在辨風寒、風熱、暑濕、表裡、虛實。根據發病季節和流行特點，冬春兩季多為風寒、風熱與時行感冒；夏季多為暑邪感冒，發病呈流行性者為時行感冒。應根據辨證對症施治。

　　② 分證論治

主證

| 證型 | 望 | 聞 | 問 | 切 | 治 |
|---|---|---|---|---|---|
| 風寒感冒 | 鼻塞流涕，舌淡紅，苔薄白，指紋浮紅 | 噴嚏，咳嗽 | 惡寒發熱，無汗，頭痛 | 脈浮緊 | 辛溫解表<br>（荊防敗毒散。頭痛加葛根、白芷；惡寒無汗加桂枝、麻黃；咳重加白前、紫菀；痰多加半夏、陳皮） |

（續表）

| 證型 | 望 | 聞 | 問 | 切 | 治 |
|---|---|---|---|---|---|
| 風熱感冒 | 鼻塞流膿涕，舌質紅，苔薄黃，指紋浮紫，咽紅或腫 | 噴嚏，咳嗽 | 發熱重，有汗或無汗，惡風，頭痛，痰黃黏 | 脈浮數 | 辛涼解表（銀翹散加減） |
| 暑邪感冒 | 鼻塞，身重困倦，舌質紅，苔黃膩，指紋紫滯 | 咳嗽不劇 | 發熱無汗，頭痛，胸悶泛噁，食欲不振 | 脈滑數 | 清暑解表（新加香薷飲加減） |
| 時行感冒 | 目赤咽紅，舌質紅，苔黃，指紋紫 | — | 起病急驟，高熱嗜睡，惡寒，無汗，心煩，頭痛，肌肉痠痛 | 脈數 | 疏風清熱（銀翹散合普濟消毒飲加減） |

兼證

| 證型 | 望 | 聞 | 問 | 切 | 治 |
|---|---|---|---|---|---|
| 風寒夾痰 | 痰白清稀，舌淡白，苔薄黃，指紋浮紅 | 咳嗽較劇，痰多，喉間痰鳴 | 惡寒無汗，或有發熱，頭痛 | 脈浮緊而滑 | 疏風解表基礎上加用三拗湯、二陳湯 |
| 風熱夾痰 | 痰稠色白或黃，舌紅，苔薄黃，指紋浮紫 | 咳嗽較劇，痰多，喉間痰鳴 | 發熱、惡風，汗微出，口渴 | 脈浮數而滑 | 疏風解表基礎上佐用桑菊飲加減 |
| 夾滯 | 小便短黃，指紋紫滯，舌苔厚膩 | 口氣穢濁，大便酸臭 | 脘腹脹滿，不思飲食，嘔吐酸腐 | 脈滑 | 疏風解表基礎上佐用保和丸加減 |
| 夾驚 | 舌尖紅，指紋青滯 | 驚惕啼叫，哭鬧不安 | 睡臥不寧，夜間磨牙 | 脈浮弦 | 疏風解表基礎上加用鎮驚丸加減 |

## ＊其他療法

　　① 針法：取大椎、曲池、外關、合谷。頭痛加太陽，咽喉痛加少商。用於風熱感冒。

　　② 灸法：取大椎、風門、肺俞。艾炷灸，適用於風寒感冒。

## ＊預防與調護

　　①預防：經常帶孩子進行戶外活動，呼吸新鮮空氣，多曬太陽，加強鍛鍊；注意隨氣候變化增減衣服；避免讓孩子與感冒患者接觸。

　　②調護：居室保持空氣流通，飲食清淡，注意病情變化。

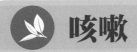

# 咳嗽

　　小孩咳嗽的病因可分為外因和內因。外因多為感受外邪，以風邪為主，內因多為內傷七情、勞倦及飲食失調等致肺脾虛弱，脾虛生痰，上貯於肺，或外感咳嗽日久入內後，導致氣機紊亂，肺氣上逆。小孩因肺臟嬌嫩，表衛不固，容易被外邪所侵，所以外感咳嗽多見。

## ＊ 辨證論治

　　① 辨證要點：外感咳嗽以疏散外邪、宣通肺氣為主；內傷咳嗽多為實證，以祛邪利肺為主。

　　② 分證論治

### 外感咳嗽

| 證型 | 望 | 聞 | 問 | 切 | 治 |
|---|---|---|---|---|---|
| 風寒襲肺 | 痰白清稀，鼻塞流涕，舌質淡紅，苔薄白，指紋浮紅 | 咳嗽頻作，咽癢聲重 | 發熱頭痛，全身痠痛，惡寒少汗 | 脈浮緊 | 散寒宣肺（金沸草散加減） |
| 風熱犯肺 | 痰黃黏稠，不易咳出，鼻流濁涕，舌紅苔薄黃，指紋紫 | 咳嗽不爽 | 口渴咽痛，發熱惡風，頭痛，汗微出 | 脈浮數 | 疏風肅肺（桑菊飲加減） |

### 內傷咳嗽

| 證型 | 望 | 聞 | 問 | 切 | 治 |
|---|---|---|---|---|---|
| 痰熱壅肺 | 痰黃，稠黏難咳，舌紅，苔黃膩，指紋紫滯 | 咳吐不爽，喉間痰鳴 | 發熱口渴，煩躁不寧，尿少色黃 | 脈滑數 | 清肺化痰（小兒清寧顆粒、小兒宣肺止咳顆粒） |

（續表）

| 證型 | 望 | 聞 | 問 | 切 | 治 |
|------|-----|-----|-----|-----|-----|
| 痰濕蘊肺 | 痰多，色白而稀，神乏困倦，舌淡紅，苔白膩，指紋沉滯 | 咳嗽重濁，喉間痰聲轆轆 | 胸悶，食欲不振 | 脈滑 | 化痰燥濕（三拗湯合二陳湯加減） |
| 肺脾氣虛 | 痰白清稀，舌淡嫩，舌邊有齒痕，指紋淡紅 | 咳嗽無力，氣短懶言，語聲低微 | 喜溫畏寒，食少納呆 | 脈細無力 | 健脾補肺益氣化濕（六君子湯加味、玉屏風口服液） |
| 陰虛肺熱 | 乾咳無痰或痰少而黏或痰中帶血，舌紅苔少 | 喉癢聲嘶 | 口渴咽乾，手足心熱，午後潮熱 | 脈細數 | 滋陰潤肺兼清餘熱（沙參麥冬湯加減、養陰清肺口服液） |

## * 其他療法

推拿：開天門，推坎宮，推揉太陽穴，揉板門，逆運內八卦，清肺經，清天河水。

## * 預防與調護

① 預防：加強鍛鍊，增強抗病能力；注意氣候變化，防止受涼，特別是秋冬季節，要注意胸、背、腹部保暖，以防外感邪氣。

② 調護：注意休息，經常變換體位，有助於排出痰液。飲食宜清淡。

# 泄瀉

　　幼兒泄瀉表現為大便次數增多，每日超過3~5次，多者達10次以上，呈淡黃色，如蛋花湯樣，或黃綠稀溏，或色褐而臭，可有少量黏液。或伴有噁心、嘔吐、腹痛、發熱、口渴等症。本病以兩歲以下幼兒最常見，以夏秋季節發病率較高。

　　幼兒泄瀉發生的原因，有內因和外因，外因多以濕熱為主，內因多為脾胃虛弱。

## ＊ 辨證論治

　　① 辨證要點：常證重在辨寒、熱、虛、實；變證重在辨陰、陽。治療以運脾化濕為基本法則。實證以祛邪為主，根據不同的證型分別消食導滯、祛風散寒、清熱利濕；虛證以扶正為主，分別健脾益氣、補脾溫腎。

　　② 分證論治

常證

| 證型 | 望 | 聞 | 問 | 切 | 治 |
|------|------|------|------|------|------|
| 濕熱瀉 | 舌紅苔黃膩，指紋紫 | 大便氣味穢臭 | 大便水樣，或如蛋花湯樣，瀉下急迫，量多次頻，腹痛時作，食欲不振 | 脈滑數 | 清熱利濕（葛根黃芩黃連湯加減、小兒腸胃康顆粒） |
| 風寒瀉 | 舌淡苔薄白，指紋淡紅 | 大便臭氣不甚 | 大便清稀，夾有很多泡沫，腸鳴腹痛，或伴惡寒發熱、鼻流清涕 | 脈浮緊 | 疏風散寒化濕和中（藿香止氣散加減、藿香正氣口服液） |

（續表）

| 證型 | 望 | 聞 | 問 | 切 | 治 |
|---|---|---|---|---|---|
| 傷食瀉 | 苔白厚膩或微黃，指紋滯 | 大便氣味酸臭 | 大便稀溏，夾有乳凝塊或食物殘渣，脘腹脹滿 | 脈滑實 | 消食導滯（保和丸加減） |
| 脾虛瀉 | 面色萎黃，形體消瘦，神疲倦怠，舌淡苔白，指紋淡 | 大便不臭 | 大便稀溏，色淡，多於食後作瀉，時輕時重 | 脈緩弱 | 健脾益氣助運止瀉（參苓白朮散加減） |
| 脾腎陽虛瀉 | 面色㿠白，精神萎靡，舌淡苔白，指紋色淡 | ― | 久瀉不止，大便清稀，完穀不化，形寒肢冷 | 脈細弱 | 補脾溫腎固澀止瀉（附子理中湯合四神丸加減） |

變證

| 證型 | 望 | 聞 | 問 | 切 | 治 |
|---|---|---|---|---|---|
| 氣陰兩傷 | 精神萎靡或心煩不安，眼窩凹陷，皮膚乾燥，唇紅而乾，舌紅少津，苔少或無 | 啼哭淚少 | 瀉下無度，質稀如水，小便少或無，口渴欲飲 | 脈細數 | 益氣養陰酸甘斂陰（人參烏梅湯加減） |
| 陰竭陽脫 | 精神萎靡，表情淡漠，面色青灰或蒼白，舌淡無津 | 哭聲細微或啼哭無淚 | 瀉下不止，次頻量多，尿少或無 | 脈沉細欲絕 | 挽陰回陽救逆固脫（生脈散合參附龍牡救逆湯加減） |

## ＊ 其他療法

　　① 藥材外治：鬼針草30克，加水適量，煎沸後倒入盆內，先熏後浸泡雙足，每日3~5次，連用3~5日。用於幼兒各種泄瀉。

②針灸療法：取足三里穴、中脘穴、神闕穴，隔薑灸或艾條溫和灸，每日1~2次。適用於脾虛瀉、脾腎陽虛瀉。

③推拿療法：清補脾土、推大腸、清小腸、退六腑、揉小天心。用於濕熱瀉。

## ＊預防與調護

①預防：注意飲食衛生，食物應講求新鮮、衛生，不要暴飲暴食；教導幼兒飯前、便後要洗手；餐具要清潔。

②調護：適當控制幼兒飲食，減輕胃腸負擔，吐瀉嚴重及傷食泄瀉的患兒可暫時禁食，隨著病情好轉，逐漸增加飲食量。忌吃油膩、生冷及不易消化的食物。

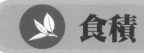

食積又稱積滯，是因小孩內傷乳食，停聚中焦，積而不化，氣滯不行所形成的一種胃腸疾病，常在感冒、泄瀉中合併出現。脾胃虛弱、先天不足的嬰幼兒容易反覆發病。本病夏秋季節發病率較高，小孩各年齡皆可發病，但以嬰幼兒多見。

本病的病因主要是乳食內積，損傷脾胃。食積的病機為乳食不化，停積胃腸，脾運失常，氣滯不行。臨床以不思乳食、腹脹噯腐、大便酸臭或便秘為特徵。食積與西醫學上的消化不良相近。

## ＊ 辨證論治

① 辨證要點：辨虛實兼夾，以消食化積、理氣行滯為主要治療原則。

② 分證論治

| 證型 | 望 | 聞 | 問 | 切 | 治 |
|---|---|---|---|---|---|
| 乳食內積 | 舌淡紅，苔白垢膩，指紋紫滯 | 哭鬧不寧，大便酸臭 | 乳食不思，食欲不振或拒食，脘腹脹滿，疼痛拒按 | 脈弦滑 | 消乳化積導滯（消乳丸加減、化積口服液） |
| 食積化熱 | 舌紅，苔黃膩，指紋紫 | 大便穢臭 | 不思乳食，口乾，脘腹脹滿，腹部灼熱 | 脈滑數 | 化積清熱導滯（保和丸加減） |
| 脾虛夾積 | 神倦乏力，面色萎黃，形體消瘦，舌淡，苔白膩，指紋淡滯 | — | 夜寐不安，不思乳食，食則飽脹，大便稀溏，夾有乳食 | 脈沉細而滑 | 健脾助運消補兼施（健脾丸加減） |

## ＊ 其他療法

① 藥材外治：酒糟100克，入鍋內炒熱，分2次裝袋，交替放腹部熱熨，每日1次，每次2~3小時。用於脾虛夾積者。一定要注意藥包溫度，小孩皮膚嬌嫩，避免燙傷。

② 推拿療法

a.清胃經，揉板門，運內八卦，摩中脘，推四橫紋，按揉中脘、足三里，推下七節骨，分腹陰陽。用於乳食內積證。

b.以上取穴，加清天河水、清大腸，用於食積化熱證。

c.補脾經，運內八卦，摩中脘，清大腸，揉按三足里。用於脾虛夾積證。

## ＊ 預防與調護

① 預防：調節飲食，乳食應定時定量，易於消化，忌暴飲暴食、過食肥甘油膩之食、生冷瓜果，忌偏食零食及隨意滋補。

根據嬰兒生長發育需要，按照月齡添加輔助食品的品項與數量，以增進小兒脾胃功能。

② 調護：應暫時控制飲食，給予藥材調理。嘔吐者可暫停飲食。積滯消除後逐漸恢復正常飲食。

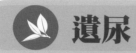

# 遺尿

　　若幼童年齡超過3歲，特別是5歲以上，睡眠中還經常遺尿，則為病態，稱遺尿症。男孩發病率高於女孩。該病多由於肺、脾、腎三臟功能不調，導致心腎不交、肝經濕熱下注，尤其以腎氣不固、下元虛寒所致的遺尿最為多見。

## ＊ 辨證論治

　　① 辨證要點：辨清寒熱虛實。

　　② 治療原則：虛證以溫腎固澀、健脾補肺為主，實證以瀉肝清熱利濕為主。

　　③ 證治分類

| 證型 | 望 | 聞 | 問 | 切 | 治 |
|---|---|---|---|---|---|
| 下元虛寒 | 面色青白，舌淡，苔白滑 | — | 遺尿，多則一夜數次，尿量多，尿清而長；畏寒肢冷 | 脈沉無力 | 溫腎固澀（菟絲子散加減） |
| 脾肺氣虛 | 神倦乏力，面色少華，舌淡紅，苔薄白 | — | 夜間遺尿，白天尿頻量多，小便清長，大便溏薄，經常感冒 | 脈弱無力 | 益氣健脾培元固澀（補中益氣湯合縮泉丸加減） |
| 心腎失交 | 形體較瘦，舌紅，苔少 | — | 夢中遺尿，經常煩躁叫嚷，白天多動少靜，五心煩熱 | 脈沉細數 | 滋陰降火交通心腎（交泰丸合導赤丸加減） |
| 肝經濕熱 | 目睛紅赤，舌質紅，苔黃膩 | — | 睡中遺尿，尿黃量少，尿味臊臭，大便乾結 | 脈滑數 | 瀉肝清熱利濕（龍膽瀉肝湯加減） |

## ✳ 其他療法

捏脊療法：從長強沿督脈兩側由下向上捏到大椎穴處為1遍，捏12遍，重點捏膀胱俞、腎俞。

## ✳ 預防與調護

① 預防：培養幼童睡前排尿的習慣。白天玩耍時不要讓孩子興奮過度，睡前別喝太多水。

② 調護：尿濕後及時更換，不要打罵、責罰，才能鼓勵患兒消除怕羞和緊張的情緒。

## 第七章

# 針灸
# 化病於無形

# 經絡總論

## ＊ 經絡的組成和作用

經絡系統由十二經脈、奇經八脈、十五絡脈和十二經別、十二經筋、十二皮部及許多孫絡、浮絡等組成。

| 經 | | |
|---|---|---|
| **十二經脈** | 意義：十二臟腑所屬的經脈，又稱「正經」<br>作用：運行氣血的主要幹道<br>特點：分手足三陰三陽四組，與臟腑連屬，表裡相配，循環自肺經開始至肝經止，週而復始循環不息，各經均有專定的腧穴 | |
| **奇經八脈** | 意義：不直接連屬臟腑，無表裡相配，故稱「奇經」<br>作用：加強經脈之間的聯繫，以調節十二經氣血<br>特點：任督兩脈隨十二經組成循環的通路，並有專定的腧穴，其他六脈不隨十二經循環，腧穴都依附於十二經脈 | |
| **十二經別** | 意義：正經旁出的支脈<br>作用：加強表裡經脈深部的聯繫，以補正經在體內外循環的不足<br>特點：循環路線走向均由四肢別出走入深部（胸、腹）復出淺部（頭、頸） | |
| **十二經筋** | 意義：十二經脈所屬的筋肉體系<br>作用：聯結肢體骨肉，維絡周身，主司關節運動<br>特點：循環走向自四肢末梢走向軀幹，終於頭身，不入臟腑，多結聚於四肢關節和肌肉豐富之處 | |
| **十二皮部** | 意義：十二經脈所屬的皮膚體系<br>作用：加強十二經脈與體表的聯繫，是十二經脈在體表一定皮膚部位的反應區<br>特點：分區基本上和十二經脈在體表的循行部位一致 | |

絡 ── 十五絡脈

意義：本經別走鄰經而分出的支絡部
作用：加強表裡陰陽兩經的聯繫與調節
特點：十二經脈和任督兩脈各有一個別絡加上脾之大絡，共為十五別絡

## 十二經脈

十二經脈即手三陰（肺、心包、心）、手三陽（大腸、三焦、小腸）、足三陽（胃、膽、膀胱）、足三陰（脾、肝、腎）經的總稱。由於它們隸屬於十二臟腑，為經絡系統的主體，故又稱為「正經」。

| | 陰經<br>（屬臟） | 陽經<br>（屬腑） | 循行部位<br>（陰經行於內側，陽經行於外側） |
|---|---|---|---|
| 手 | 太陰肺經 | 陽明大腸經 | 上肢前線 |
| | 厥陰心包經 | 少陽三焦經 | 上肢中線 |
| | 少陰心經 | 太陽小腸經 | 上肢後線 |
| 足 | 太陰脾經 | 陽明胃經 | 下肢前線 |
| | 厥陰肝經 | 少陽膽經 | 下肢中線 |
| | 少陰腎經 | 太陽膀胱經 | 下肢後線 |

十二經脈通過支脈和經絡脈的溝通銜接，形成六組「絡屬」關係。即在陰陽經之間形成六組「表裡關係」。陰經屬臟絡腑，陽經屬腑絡臟。

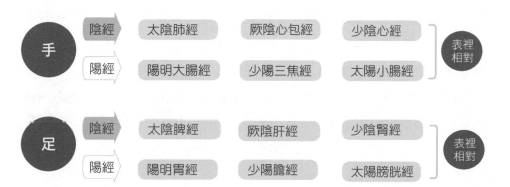

| 手 | 陰經 | 太陰肺經 | 厥陰心包經 | 少陰心經 | 表裡相對 |
|---|---|---|---|---|---|
| | 陽經 | 陽明大腸經 | 少陽三焦經 | 太陽小腸經 | |
| 足 | 陰經 | 太陰脾經 | 厥陰肝經 | 少陰腎經 | 表裡相對 |
| | 陽經 | 陽明胃經 | 少陽膽經 | 太陽膀胱經 | |

### 奇經八脈

奇經八脈是任脈、督脈、衝脈、帶脈、陰維脈、陽維脈、陰蹺脈、陽蹺脈的總稱。它們既不直屬臟腑，又無表裡配合，故稱「奇經」。主要是對十二經脈的氣血運行產生溢蓄、調節作用。

**任脈**：為諸陰經交會之脈，故稱「陰脈之海」，有調節全身陰經經氣的作用。

**督脈**：稱「陽脈之海」，諸陽經均與其交會，有調節全身陽經經氣的作用。

**衝脈**：為「十二經之海」，十二經脈均與其交會，有涵蓄十二經氣血的作用。

**帶脈**：約束諸經。

**陰維脈、陽維脈**：分別調節六陰經和六陽經的經氣，以維持陰陽協調和平衡。

**陰蹺脈、陽蹺脈**：共同調節肢體運動和眼瞼的開闔。

## ＊ 經絡的生理功能和臨床應用

### 生理功能

（1）**溝通內外，聯繫臟腑**：經絡能溝通表裡、聯絡上下，將人體各部的組織器官聯結成一個有機的整體。

（2）**運行氣血，營養周身**：由於經絡能輸布營養到周身，因而保證了全身各器官正常的功能活動。所以經絡的運行氣血，是確保全身各組織器官的營養供給，為各組織器官的功能活動提供了必要的物質基礎。

（3）**抵禦外邪，保衛機體**：經絡能行氣血、營陰陽，使衛氣密佈於皮膚之中，加強皮部的衛外作用，故六淫之邪不易侵襲。

臨床應用

（1）**幫助診斷**：臟腑經絡有病可在一定部位反映出來，因此可以根據疾病在各經脈所經過部位的表現，作為診斷依據。如頭痛，可根據經脈在頭部的循行分布規律加以辨別，如前額痛多與陽明經有關、兩側痛與少陽經有關、枕部痛與太陽經有關。

此外，還可根據某些點上的明顯異常反應如壓痛、結節、條索狀等，幫助診斷。臨床上闌尾炎患者多在闌尾穴處有壓痛即是例證。

（2）**指導治療**：經絡學對針灸、按摩、藥材治療等具有重要的指導意義。針灸、按摩治療，是根據某經或某臟腑的病變，選取相關經脈上的腧穴進行治療。例如，陽明頭痛取陽明經腧穴，兩脇痛取肝經腧穴。藥材治療時，也常根據其歸經理論來選取藥材。如柴胡入少陽經，少陽頭痛時可以使用它。

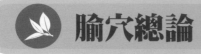

## 腧穴總論

### *腧穴的分類、命名及作用

**腧穴的分類**

人體的腧穴大體上可歸納為十四經穴、奇穴、阿是穴三類。

十四經穴是指具有固定的名稱和位置，且歸屬於十二經和任脈、督脈的腧穴。這類腧穴具有主治本經和所屬臟腑病證的共同作用。十四經穴共有361個，是腧穴的主要部分。

奇穴是指既有一定的名稱，又有明確的位置，但尚未歸入或不便歸入十四經系統的腧穴。這類腧穴的主治範圍比較單純，多數對某些病證有特殊療效。歷代對奇穴記載不一。

阿是穴則是既無固定名稱，亦無固定位置，而是以壓痛點或其他反應點作為針灸施術部位的一類腧穴，又稱「天應穴」、「不定穴」、「壓痛點」等，故阿是穴沒有一定數目。

**腧穴的命名**

① 根據所在部位命名：即根據腧穴所在的人體解剖部位而命名，如手腕旁的腕骨、乳下的乳根、面部顴骨下的顴髎、第7頸椎棘突下的大椎等。

② 根據治療作用命名：即根據腧穴對某種病證的特殊治療作用命名，如治目疾的睛明、光明，治水腫的水分、水道，治面癱的牽正。

③ 利用天體地貌命名：即根據自然界的天體名稱如日、月、星、辰等和地貌名稱如山、陵、丘、墟、溪、谷、溝、澤、池、泉、海、瀆等，結合腧穴所在部位的型態或氣血流注的狀況而命名，如日月、上星、太乙、承

山、大陵、商丘、丘墟、太谿、合谷、水溝、曲澤、湧泉、小海、四瀆等。

④ 參照動植物命名：即根據動植物的名稱，以形容腧穴所在部位的形象而命名，如伏兔、魚際、犢鼻、鶴頂、攢竹、口禾髎等。

⑤ 借助建築物命名：即根據建築物來形容某些腧穴所在部位的型態或作用特點而命名，如天井、印堂、巨闕、腦戶、屋翳、膺窗、地倉、氣戶、梁門等。

⑥ 結合中醫學理論命名：即根據腧穴部位或治療作用，結合陰陽、臟腑、經絡、氣血等中醫學理論命名，如陰陵泉、陽陵泉、心俞、三陰交、三陽絡、百會、氣海、血海、神堂、魄戶等。

### 腧穴的作用

**近治作用**：所有腧穴均能治療該穴所在部位及鄰近組織、器官的局部病證。

**遠治作用**：在十四經穴中，尤其是十二經脈在四肢肘膝關節以下的腧穴，不僅能治療局部病證，還可治療本經循行所及的遠隔部位之組織器官臟腑的病證，有的甚至可影響全身功能。如「合谷穴」不僅可治上肢病，還可治頸部及頭面部疾患，同時還可治療外感發熱病；「足三里」不但可治療下肢病，對調整消化系統功能，甚至人體防衛、免疫反應等方面都具有一定的作用。

**特殊作用**：某些腧穴具有雙重良性調整作用和相對特異性。如「天樞」可治泄瀉，又可治便秘；「內關」在心跳過速時可減慢心率，心跳過緩時又可提高心率。特異性的穴道還有例如大椎穴可退熱，至陰穴能矯正胎位等。

## * 腧穴的定位

### 體表標誌定位法

（1）**固定標誌**：指不受人體活動影響而固定不移的標誌。如五官、毛髮、指（趾）甲、乳頭、肚臍及各種骨節突起和凹陷部。這些自然標誌固定不移，有利於腧穴的定位，如兩眉之間取「印堂」，兩乳頭之間取「膻中」等。

（2）**動作標誌**：是指必須採取相應的動作才能出現的標誌。如張口於耳屏前方凹陷處取「聽宮」；握拳於手掌橫紋頭取「後谿」等。

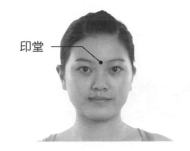

印堂

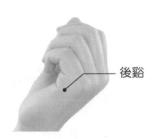

後谿

### 骨度折量定位法

《靈樞·骨度》中將人體的各個部位分別規定其折算長度，作為量取腧穴的標準。其標準見下表。

| 分部 | 部位起點 | 常用骨度 | 度量法 | 說明 |
|---|---|---|---|---|
| 頭部 | 前髮際至後髮際 | 12寸 | 直寸 | 如前後髮際不明，由眉心量至大椎穴作18寸。眉心至前髮際3寸，大椎至後髮際3寸 |

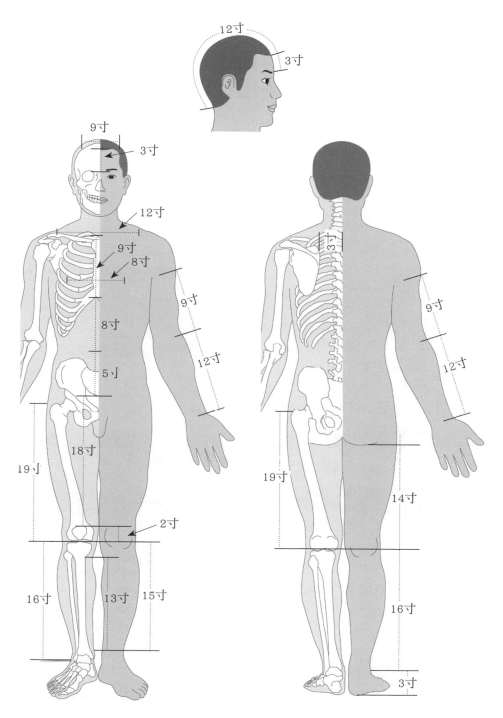

骨度折量定位法

（續表）

| 分部 | 部位起點 | 常用骨度 | 度量法 | 說明 |
|---|---|---|---|---|
| 胸腹部 | 兩乳頭之間 | 8寸 | 橫寸 | 胸部與脇肋部取穴直寸，一般根據肋骨計算，每一肋兩穴間作1寸6分 |
| | 胸劍聯合至臍中 | 8寸 | 直寸 | |
| | 臍中至恥骨聯合上緣 | 5寸 | | |
| 背腰部 | 大椎以下至尾骶 | 21椎 | 直寸 | 背部直寸根據脊椎定穴，肩胛骨下角相當於第7胸椎，髂脊相當於第16椎（第4腰椎棘突）。背部橫寸以兩肩胛內緣作6寸 |
| 上肢部 | 腋前紋頭至肘橫紋 | 9寸 | 直寸 | 用於手三陰、手三陽經的骨度分寸 |
| | 肘橫紋至腕橫紋 | 12寸 | | |
| 下肢部 | 恥骨聯合上緣至股骨內上髁上緣 | 18寸 | 直寸 | 用於足三陰經的骨度分寸 |
| | 脛骨內側髁下緣至內踝尖 | 13寸 | | |
| | 股骨大轉子至膝中 | 19寸 | | 用於足三陽經的骨度分寸；「膝中」前面相當於犢鼻，後面相當於委中；臀橫紋至膝中，作14寸折量 |
| | 膝中至外踝尖 | 16寸 | | |

**指寸定位法**

是以患者的手指為標準，進行測量定穴的方法。臨床常用以下三種。

① 中指同身寸：以患者的中指中節屈曲時內側兩端橫紋頭之間作為1

寸，可用於四肢部取穴的直寸和背部取穴的橫寸。

　　②拇指同身寸：以患者拇指指關節的橫度作為1寸，適用於四肢部的直寸取穴。

　　③橫指同身寸：又名「一夫法」，患者將食指、中指、無名指和小指併攏，以中指中節橫紋處為標準，四指寬為3寸。

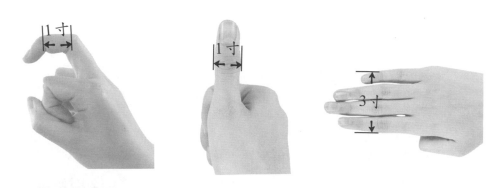

### 簡便取穴法

　　如兩耳尖直上取「百會」，兩手虎口交叉取「列缺」，垂手中指端取「風市」等。

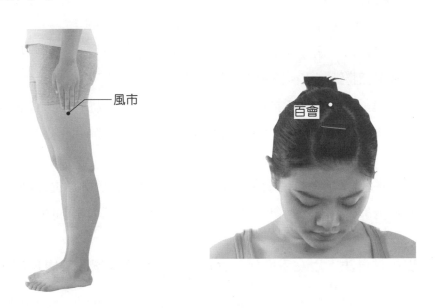

風市

百會

# ＊ 刺法和灸法

## 毫針刺法

### 刺前準備

① 選擇針具：應根據病人的性別、年齡、肥瘦、體質、病情、病位而選擇腧穴，選取長短、粗細適宜的針具。如男性，體壯、肥胖且病位較深者，可選取稍粗稍長的毫針。女性，體弱、形瘦而病位較淺者，則應選用較短、較細的針具。

② 選擇體位：常用的有仰靠坐位、俯伏坐位、仰臥位、側臥位等。初診、精神緊張或年老、體弱、病重患者，應取臥位，以避免發生暈針等意外事故。

③ 消毒：針具採用消毒後的無菌拋棄式毫針，一穴一針。腧穴部位可用75％酒精棉球擦拭消毒。醫者手指應先用肥皂水洗淨，再用75％酒精棉球擦拭。

### 刺法

（1）進針法：針刺時，一般用右手持針操作，稱「刺手」，左手抓切按壓所刺部位或輔助針身，稱「押手」。具體方法有以下幾種。

①指切進針法：用左手拇指或食指端切按在腧穴位置旁，右手持針，緊靠左手指甲面將針刺入。適用於短針進針。

②夾持進針法：用左手拇指、食指二指持捏消毒乾棉球，夾住針身下端，將針尖固定在腧穴表面，右手撚動針柄，將針刺入腧穴。適用於長針進針。

③舒張進針法：用左手拇指、食指二指將所刺腧穴部位的皮膚向兩側撐開，使皮膚繃緊，右手持針，使針從左手拇指、食指二指的中間刺入。主要用於皮膚鬆弛部位的腧穴。

④提捏進針法：用左手拇指、食指二指將針刺部位的皮膚捏起，右

手持針，從捏起的上端將針刺入。主要用於皮肉較薄部位的進針，如印堂等。

（2）**針刺的角度和深度**：同一腧穴，由於針刺角度、方向、深度的不同，所產生的針感強弱、方向和療效常有明顯差異。

①角度：指進針時的針身與皮膚表面所形成的夾角。它是根據腧穴所在位置和醫者針刺時所要達到的目的而定，一般有以下幾種。

直刺：針身與皮膚表面呈90°垂直刺入。適用於大部分腧穴。

斜刺：針身與皮膚表面呈45°左右傾斜刺入。適用於肌肉較淺薄處或內有重要臟器或不宜於直刺、深刺的穴位。

平刺：針身與皮膚表面呈15°左右沿皮刺入。適用於皮薄肉少的部位，如頭部腧穴。

②深度：指針身刺入人體內的深淺程度。每個腧穴的針刺深度，在腧穴各論中已有詳述，另外仍需要注意下列幾點。

體質：身體瘦弱者宜淺刺，身強體肥者宜深刺。

年齡：年老體弱及小兒嬌嫩之體宜淺刺；中青年身強體壯者宜深刺。

病情：陽證、新病者宜淺刺；陰證、久病者宜深刺。

部位：頭面和胸背及皮薄肉少處宜淺刺，四肢、臀、腹及肌肉豐滿處宜深刺。針刺的角度和深度關係極為密切，一般來說，深刺多用直刺；淺刺多用斜刺或平刺。對天突、啞門、風府等穴及眼區、胸背和重要臟器如心、肝、肺等部位的腧穴，尤其要注意掌握好針刺角度和深度。

（3）**行針與得氣**：「行針」，即將針刺入腧穴後，為了使之得氣而施行的各種刺針手法。「得氣」是指將針刺入腧穴後所產生的經氣感應。得氣時，醫者會感到針下有徐和或沉緊的感覺，同時患者也會有相應的酸、麻、脹、重感，甚或沿著一定部位，向一定方向擴散傳導的感覺。一般是得氣迅速時，療效較好；得氣較慢代表效果比較差；若不得氣，則可能無效。

◆ 不得氣怎麼辦？

不得氣可能是因為取穴不準確，或手法不當，或針刺角度有誤，需及時調整。若是不易得氣時，可採用行針推氣，或留針候氣，或用溫針，或加艾灸，以助經氣來複。

若用上述方法而仍不得氣者，多為臟腑經絡之氣虛衰至極。對此，當考慮配合或改用其他療法。

**基本手法**

①提插法：是將針刺入腧穴一定深度後，使針在穴內進行上、下進退的操作方法。把針從淺層向下刺入深層為插；由深層向上退到淺層為提。

②撚轉法：是將針刺入腧穴一定深度後，以右手拇指和中指、食指二指持住針柄，進行一前一後的來回旋轉撚動的操作方法。

以上兩種手法，既可單獨應用，也可相互配合運用，可根據情況靈活運用。

（4）針刺補瀉

①補法：泛指能鼓動人體正氣，使低下的功能恢復旺盛的方法。

②瀉法：泛指能疏泄病邪、使亢進的功能恢復正常的方法。

（5）留針與出針

①留針：是指進針後，將針置穴內不動，以加強針感和針刺的持續作用。留針與否和留針時間的長短依病情而定。一般病證，只要針下得氣，施針之後即可出針或酌留10～20分鐘。但對一些慢性、頑固性、疼痛性、痙攣性病證，可適當增加留針時間，並在留針中間間歇行針，以增強療效。留針還可達到候氣的作用。

②出針：出針時，以左手拇指、食指指按住針孔周圍皮膚，右手持針輕微撚轉並慢慢提至皮下，然後迅速拔出並用乾棉球按壓針孔處防止出血，出針後應檢查針數，防止遺漏。

### 異常情況的處理、注意事項

① 暈針

[原因]患者精神緊張、體質虛弱、饑餓疲勞、大汗、大瀉、大出血之後，或體位不當，或醫者手法過重而導致腦部暫時缺血。

[症狀]患者突然出現精神疲倦、頭暈目眩、面色蒼白、噁心欲嘔、多汗、心慌、四肢發冷、血壓下降、脈象沉細或神志昏迷、撲倒在地、唇甲青紫、二便失禁、脈微細欲絕。

[處理]先將針全部取出，使患者平臥，頭部稍低，注意保暖。輕者在飲溫開水或糖水後即可恢復正常；重者在上述處理的基礎上，可指掐或針刺水溝（人中）、素髎、內關、足三里，灸百會、氣海、關元等穴，必要時應配合其他急救措施。

② 滯針

[現象]進針後，出現提插撚轉及出針困難。

[原因]患者精神緊張，針刺入後，局部肌肉強烈收縮，或因毫針刺入肌腱，行針時撚轉角度過人或連續進行單向撚轉而使肌纖維纏繞針身。

[處理]囑患者消除緊張狀態，使局部肌肉放鬆。因單向撚轉而致者，需反向撚轉。若屬肌肉一時性緊張，可延長留針一段時間，再行撚轉出針。也可按揉局部，或在附近處加刺一針，轉移患者注意力，隨之將針取出。

③ 彎針

[現象]針身彎曲，針柄改變了進針時刺入的方向和角度，提插撚轉及出針均感困難，患者感覺疼痛。

[原因]醫者進針手法不熟練，用力過猛，或碰到堅硬組織；留針過程中患者改變體位；針柄受到外物的壓迫和碰撞以及滯針未得到及時正確的處理。

[處理]若是輕微彎曲，不能再行提插撚轉，應慢慢將針退出；彎曲角度過大時，應順著彎曲方向將針退出；如因患者改變體位所導致，應囑患者

恢復原體位（姿勢），使局部肌肉放鬆，再行退針，切忌強行拔針。

④ 斷針

[現象]針身折斷，殘端留在患者體內。

[原因]針具品質欠佳，針身或針根有剝蝕損壞；針刺時針身全部刺入；行針時強力撚轉提插，肌肉強烈收縮或患者改變體位；滯針和彎針未及時正確處理。

[處理]囑患者不要緊張，不要亂動，以防斷端向肌肉深層陷入。如斷端還在體外，可用手指或鑷子取出；如斷端與皮膚相平，可擠壓針孔兩旁，使斷端暴露體外，用鑷子取出；如針身完全陷入肌肉，應在X光下定位，以外科手術取出。

⑤ 血腫

[現象]出針後，局部呈青紫色或腫脹疼痛。

[原因]針尖彎曲帶鉤使皮肉受損或針刺時誤傷血管。

[處理]微量出血或針孔局部小塊青紫，是小血管受損引起的，一般不必處理，可自行消退。如局部青紫較重或活動不便者，應先行冷敷止血後再行熱敷，或按揉局部，以促使局部瘀血消散。

**針刺注意事項**

① 過於饑餓、疲勞、精神極度緊張者，不宜針刺。體質虛弱者，刺激不宜過強，並盡可能採取臥位。

② 懷孕3個月以下者，下腹部禁針。3個月以上者，上下腹部、腰骶部及一些能引起子宮收縮的腧穴如合谷、三陰交、崑崙、至陰等均不宜針刺。月經期間，如月經週期正常者，最好不予針刺。月經週期不正常者，為了調經可以適當針刺。

③ 小兒囟門未閉時，頭頂部腧穴不宜針刺。此外，因小兒不能配合，故不宜留針。

④ 針刺時避開血管，防止出血；常有自發性出血或損傷後出血不止的

患者不宜針刺。

⑤ 皮膚有感染、潰瘍、瘢痕或腫瘤的部位不宜針刺。

⑥ 防止刺傷重要臟器。眼區腧穴、背部第11胸椎兩側、兩脇及腎區腧穴，應注意避免深刺。頭頂部及背部正中線第1腰椎以上的腧穴，如進針角度、深度不當，易誤傷延髓和脊髓，引起嚴重後果。針刺這些穴位至一定深度如患者出現觸電感向四肢或全身放散之時，應立即退針。

### 灸法

灸法是用以艾絨為主要材料製成的艾炷或艾條，點燃以後在體表的一定部位熏灼，給人體溫熱性刺激以防治疾病的一種療法。灸法可以彌補針刺之不足。

**常用灸法**

（1）**艾炷灸** 將純淨的艾絨放在平板上，用手指搓捏成圓錐形狀，稱為「艾炷」。每燃燒一個艾炷稱為一壯。艾炷灸分為直接灸和間接灸兩類。

①直接灸：即將艾炷直接放在皮膚上施灸。分為瘢痕灸和無瘢痕灸。

無瘢痕灸：將艾炷置於穴位上點燃，當艾炷燃到2/5左右，病人感到灼痛時，即更換艾炷再灸。一般灸3～5壯，使局部皮膚充血起紅暈為度。

瘢痕灸：又稱「化膿灸」，即施灸前用大蒜搗汁塗敷施灸部位後，放置艾炷施灸。每炷燃盡後繼續加炷，一般灸5~10壯。因施灸時疼痛較劇，灸後產生化膿並留有瘢痕，所以灸前必須徵得患者同意。施灸中可用手在周圍輕輕拍打，以緩解灼痛。通常灸後1週左右，施術部位化膿，5～6週之後灸瘡自行痊癒，結痂脫落，留下瘢痕。

②間接灸：即不將艾炷直接放在皮膚上，而用藥材隔開施灸。

隔薑灸：用鮮生薑切成厚度合適的薄片，中間以針刺數孔，置於施術處，上面再放艾炷灸之。

　　隔附子餅灸：用附子粉末和酒，做成小硬幣大的附子餅，中間以針刺數孔，置於施術處，上面放艾炷灸之。

　　隔鹽灸：用食鹽填敷於臍部，上置大艾炷連續施灸，至症狀改善為止。

　　（2）**艾條灸**：艾條灸分溫和灸、雀啄灸兩類。

　　①溫和灸：將艾條的一端點燃，對準施灸處，保持一定距離進行熏烤，使患者局部有溫熱感而無灼痛。一般每處灸3～5分鐘，至皮膚稍起紅暈為度。

　　②雀啄灸：艾條燃著的一端，與施灸處不固定距離，而是像鳥雀啄食一樣，上下移動或均勻地向左右方向移動或反覆旋轉施灸。

　　（3）**溫針灸**：是針刺與艾灸結合使用的一種方法，適用於既需要留針又必須施灸的疾病。方法是，先針刺得氣後，將毫針留在適當深度，再將艾絨捏在針柄上點燃，直到艾絨燃完為止。或在針柄上穿置一段長1～2公分的艾條施灸，使熱力通過針身傳入體內，達到治療目的。

灸法的作用

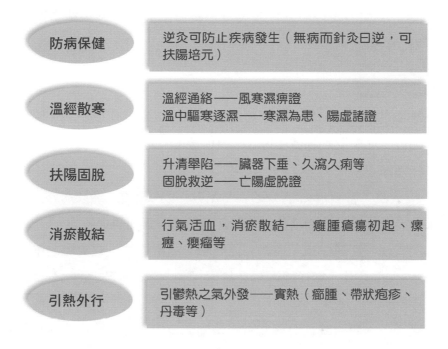

| | |
|---|---|
| 防病保健 | 逆灸可防止疾病發生（無病而針灸曰逆，可扶陽培元） |
| 溫經散寒 | 溫經通絡——風寒濕痹證<br>溫中驅寒逐濕——寒濕為患、陽虛諸證 |
| 扶陽固脫 | 升清舉陷——臟器下垂、久瀉久痢等<br>固脫救逆——亡陽虛脫證 |
| 消瘀散結 | 行氣活血，消瘀散結——癰腫瘡瘍初起、瘰癧、癭瘤等 |
| 引熱外行 | 引鬱熱之氣外發——實熱（癤腫、帶狀疱疹、丹毒等） |

**注意事項及禁忌**

一般先灸上部、痛部，後灸下部、腹部；先灸頭身，後灸四肢。但在特殊情況下，必須靈活運用，不可拘泥。施灸的禁忌如下。

①施灸時，應注意安全，防止艾絨脫落，燒損皮膚或衣物。

②凡實證、熱證及陰虛發熱者，一般不宜用灸法。

③顏面五官和大血管的部位不宜施瘢痕灸。

④孕婦的腹部和腰骶部不宜施灸。

**灸後處理**

灸後局部皮膚出現微紅灼熱屬正常現象，無需處理，很快即可自行消失。如因施灸過量，時間過長，局部出現小水泡，只要注意不擦破，可任其自然吸收。如水泡較大，可用消毒毫針刺破水泡，放出水液，或用注射器抽出水液，再塗以藥膏，並以紗布包裹。如行化膿灸者，灸皰化膿期

間，要注意適當休息，保持局部清潔，防止污染，可用敷料保護灸瘡，待其自然癒合。如因護理不當併發感染，灸瘡膿液呈黃綠色或有滲血現象者，可用消炎藥膏塗敷。

## 附：拔罐

拔罐法是以罐為工具，利用燃燒排除罐內空氣，造成負壓，使罐吸附於施術部位，產生溫熱刺激並造成瘀血現象的一種療法。

### 操作方法

①投火法：將酒精棉球或紙片點燃後，投入罐內，然後速將火罐罩在施術部位。此法適於側面橫拔，否則會因燃物下落而燒傷皮膚。

②閃火法：用鑷子或止血鉗夾住燃燒的酒精棉球，在火罐內壁中段繞一圈後，迅速退出，然後將罐罩在施術部位。此法較安全，不受體位限制，節省棉球。

拔罐後，一般留罐10分鐘左右，待局部皮膚充血，瘀血呈紫紅色時即可取罐。取罐時，一手扶罐身，一手手指按壓罐口的皮膚，使空氣進入罐內，火罐即可脫落，不可硬拉或拖動。

### 適用範圍

拔罐法有溫經通絡、祛濕逐寒、行氣活血及消腫止痛作用。臨床多用於以下幾種情況。

①風寒濕痹：如肩背痛、腰腿痛。

②胃腸疾病：如胃痛、嘔吐、腹瀉。

③肺部疾病：如咳嗽、哮喘。

④刺血拔罐適於急性扭傷有瘀血者，瘡癤和部分皮膚病如丹毒、神經性皮炎等。

### 注意事項

①患者要有舒適的姿勢，應根據不同部位選擇不同口徑的火罐。注意

選擇肌肉豐滿、富有彈性、沒毛髮和骨骼凹凸的部位，以防掉罐。拔罐動作要做到穩、準、快。

②皮膚有潰瘍、水腫及大血管的部位不宜拔罐；高熱抽搐者，不宜拔罐；孕婦的腹部和腰骶部也不宜拔罐。

③常自發性出血和損傷性出血不止的患者，不宜使用拔罐法。

④如出現燙傷，小水泡可不必處理，任其自然吸收；若是水泡較大或皮膚有破損，應先用消毒針刺破水泡，放出水液，或用注射器抽出水液，並以紗布包敷，保護創口。

##  常見病證的針灸療法

註：本節所涉及穴位的定位及主治功效可在本書附錄索引部分查閱。

### ＊感冒

| 常見證型 | 主要症狀 | 治法 | 選穴 |
|---|---|---|---|
| 風寒感冒 | 頭痛、四肢酸楚，鼻塞流涕，咳稀痰，惡寒發熱 | 取手太陰、手陽明和足太陽經穴為主，毫針淺刺用瀉法；體虛者平補平瀉，並可用灸法 | 風池、列缺、風門、合谷 |
| 風熱感冒 | 發熱汗出，咳嗽痰稠，咽痛、口渴、鼻燥 | 取手太陰、手陽明、手少陽經穴為主。毫針淺刺用瀉法 | 大椎、曲池、合谷、魚際、外關 |

### ＊哮喘

| 常見證型 | | 主要症狀 | 治法 | 選穴 |
|---|---|---|---|---|
| 實證 | 風寒外襲 | 咳嗽，咳吐稀痰、形寒無汗、頭痛口不渴 | 取手太陰經穴為主。毫針刺用瀉法，風寒可酌用灸法；痰熱可兼取足陽明經穴，不宜灸 | 主穴：膻中、列缺、肺俞、尺澤<br><br>加減：風寒加風門；痰熱加豐隆；喘甚加天突、定喘 |
| | 痰熱 | 多見咳痰黏膩色黃、咳痰不爽，胸中煩滿，咳引胸痛，或見身熱口渴、便秘 | | |
| 虛證 | 肺燥陰虛 | 氣息短促、語言無力，動則汗出，肢冷 | 調補肺腎之氣為主。毫針用補法，可酌情用灸法 | 肺俞、膏肓俞、氣俞、足三里、太淵、太谿 |

## ＊ 咳嗽

| 常見證型 | | 主要症狀 | 治法 | 選穴 |
|---|---|---|---|---|
| 外感咳嗽 | 風寒 | 咳嗽喉癢，痰液稀白，惡寒發熱，無汗 | 取手太陰、手陽明經穴為主 | 列缺、合谷、肺俞。風寒咳嗽，針灸並用；風熱咳嗽，只針不灸，以宣肺解表 |
| | 風熱 | 咳痰黃稠，口渴咽痛，身熱，惡風，有汗 | | |
| 內傷咳嗽 | 痰濁阻肺 | 咳嗽痰多，色白而黏，胸脘痞悶，胃納減少 | 取背俞穴和足陽明經穴為主。針刺補瀉兼施，並可加灸，以健脾化痰 | 肺俞、脾俞、中脘、足三里、尺澤、豐隆 |
| | 肺燥陰虛 | 乾咳無痰，或痰少不易咳出，鼻燥咽乾，潮熱，頰紅 | 取肺之俞穴、募穴為主。針刺平補平瀉法，以益陰潤燥、清肅肺氣 | 肺俞、中府、列缺、照海 |

## ＊ 嘔吐

| 常見證型 | 主要症狀 | 治法 | 選穴 |
|---|---|---|---|
| 寒客胃脘 | 時吐清水或稀涎，進食則吐，喜暖畏寒、或大便溏薄 | 取足陽明經穴為主。寒者留針多灸；熱者疾出不灸；肝氣犯胃，瀉足厥陰經，補足陽明經；中虛宜兼補脾氣 | 主穴：中脘、內關、足三里、公孫<br><br>加減：熱吐加合谷；寒吐加上脘、胃俞；痰飲加膻中、豐隆；食積加下脘、璇璣；肝逆加太衝；中氣虛者兼用脾俞、章門 |
| 熱蘊 | 多食即吐，嘔吐酸苦熱臭，口渴，喜寒惡熱，便秘 | | |
| 痰飲蓄積 | 胸痞眩暈，嘔吐痰涎，或見心悸 | | |
| 宿食不消 | 脘腹脹滿或疼痛，食入更甚，噯氣，便秘 | | |
| 肝氣橫逆 | 脅痛嘔酸，脈弦 | | |
| 胃氣虛弱 | 嘔吐時作，食不甘味，納少，便溏，神疲 | | |

### 附：呃逆

呃逆多由邪氣與積滯中阻，或暴怒氣逆，胃膈氣失宣降所致。主症為呃逆連續，聲短而頻。如偶發者不治自癒。如發作不止，則宜寬膈和胃、降逆調氣，可取內關、足三里，或加巨闕、膈俞。

## ＊ 泄瀉

| 常見證型 | 主要症狀 | 治法 | 選穴 |
|---|---|---|---|
| 急性泄瀉 | 偏寒濕：大便清稀，水穀相雜，腸鳴腹痛，身寒喜溫<br>偏濕熱：大便黃熱臭，腹痛，肛門灼熱，尿短赤，口渴 | 以疏調腸胃氣機為主。偏寒者可留針，並用艾條或隔薑灸；偏熱者用瀉法 | 中脘、天樞、足三里、陰陵泉 |
| 慢性泄瀉 | 脾虛：面色萎黃，神疲肢軟，納差，喜暖畏寒，便溏<br>腎虛：每日黎明前，腹微痛、痛即欲便，或腹鳴，腹部與下肢畏寒 | 以健脾胃與溫腎陽為主。針用補法，可多灸 | 主穴：<br>脾俞、中脘、章門、天樞、足三里<br><br>加減：<br>腎虛者加命門、關元 |

## ＊ 便秘

| 常見證型 | 主要症狀 | 治法 | 選穴 |
|---|---|---|---|
| 實秘 | 便次減少，便則努爭，堅澀難下。<br>熱邪壅結者，則身熱、煩渴、口臭、喜涼；<br>氣機鬱滯者，每見脇腹脹滿或疼痛、噯氣頻作、納食減少 | 取手陽明大腸經俞、募穴及下合穴為主。實秘用瀉法，虛秘用補法，寒秘可則灸 | 主穴：<br>大腸俞、天樞、支溝、上巨虛<br><br>加減：<br>熱結加合谷、曲池；氣滯加中脘、行間；氣血虛弱加脾俞、腎俞；寒秘灸氣海、神闕 |
| 虛秘 | 氣血虛弱者，面色唇甲㿠白無華、頭眩心悸、神疲氣怯；<br>陰寒凝結者，腹冷痛、喜熱畏寒 | | |

## ✽ 耳鳴、耳聾

| 常見證型 | 主要症狀 | 治法 | 選穴 |
|---|---|---|---|
| 實證 | 暴病耳聾或耳中覺脹，鳴聲不斷，按之不減。肝膽火逆多見面赤、口乾、煩躁、善怒、脈弦；外感風邪多見寒熱頭痛、脈浮 | 取手足少陽經穴為主。針刺用瀉法 | 主穴：翳風、聽會、俠谿、中渚<br><br>加減：肝膽火盛加太衝、丘墟；外感風邪加外關、合谷 |
| 虛證 | 久病耳聾或耳鳴時作時止，操勞時加劇，按之鳴聲減弱，多兼頭昏、腰痠、遺精帶下 | 取手足少陽經穴為主。兼取足少陰經穴。針刺用補法 | 主穴：翳風、聽會、俠谿、中渚<br><br>加減：腎虛加腎俞、關元 |

## ✽ 不寐（失眠）

| 常見證型 | 主要症狀 | 治法 | 選穴 |
|---|---|---|---|
| 心脾虧損 | 多夢易醒，心悸，健忘，易汗出 | 以安神為主。根據辨證選穴，針刺用補法或平補平瀉法，或針灸並用 | 主穴：神門、三陰交<br><br>加減：心脾虧損加心俞、厥陰俞、脾俞；腎虛加心俞、太谿；心膽氣虛加心俞、膽俞、大陵、丘墟；肝陽上擾配肝俞、間使、太衝；脾胃不和配胃俞、足三里 |
| 腎虛 | 頭暈，耳鳴，遺精，腰痠，舌紅 | | |
| 心膽氣虛 | 心悸多夢，喜驚易恐，情志抑鬱 | | |
| 肝陽上擾 | 性情急躁易怒，頭暈，頭痛，脇肋脹痛 | | |
| 脾胃不和 | 脘悶噯氣或脘腹脹痛 | | |

## \* 眩暈

| 常見證型 | 主要症狀 | 治法 | 選穴 |
|---|---|---|---|
| 氣血不足 | 頭暈目眩，兩目昏黑，泛泛欲吐，四肢乏力，面色㿠白，心悸失寐 | 以培補脾腎兩經為主，用補法、可灸 | 脾俞、腎俞、關元、足三里 |
| 肝陽上亢 | 頭暈目眩，泛泛欲吐，腰膝痠軟 | 取肝膽兩經為主，針用瀉法 | 風池、肝俞、腎俞、行間、俠谿 |
| 痰濕中阻 | 頭暈目眩，胸痞欲嘔，納差，心煩 | 和中化濁為主，針用瀉法 | 中脘、內關、豐隆、解谿 |

## \* 頭痛

| 常見證型 | 主要症狀 | 治法 | 選穴 |
|---|---|---|---|
| 風襲經絡 | 發時痛勢陣作，如錐如刺，痛有定處 | 按頭痛部位分經取穴。毫針刺用瀉法、留針 | 巔頂部：百會、通天、行間<br>前頭部：上星、頭維、合谷<br>後頭部：後頂、天柱、崑崙 |
| 肝陽亢逆 | 頭痛目眩，尤以頭之兩側為重。心煩善怒，面赤口苦 | 取足厥陰、足少陽經穴為主。用瀉法 | 風池、百會、懸顱、俠谿、行間 |
| 氣血不足 | 痛勢綿綿，頭目昏重，神疲無力，面色不華，喜暖畏冷 | 取任、督脈經穴和背俞穴為主。毫針刺，用補法，可灸 | 百會、氣海、肝俞、脾俞、腎俞、合谷、足三里 |

## * 中風

| 主要症狀 | 選穴 | 隨證加減 |
|---|---|---|
| 半身不遂 | 肩髃、曲池、合谷、外關、環跳、陽陵泉、足三里、解谿、崑崙 | 腕部拘攣者加大陵，肘部拘攣者加曲池、尺澤，膝部拘攣者加太谿，足內翻者加照海 |
| 語言謇澀 | 內關、水溝、啞門、廉泉、通里 | |
| 口眼歪斜 | 地倉、頰車、內庭、合谷、下關、攢竹、迎香 | 流涎者加承漿 |
| 吞嚥困難 | 廉泉、天突、內關、照海 | |

| 常見證型 | 選穴 |
|---|---|
| 肝陽上亢 | 水不涵木：腎俞、肝俞、太衝、太谿<br>肝陽暴張：太衝、太谿、三陰交 |
| 風痰阻絡 | 豐隆、陽陵泉 |
| 痰熱腑實 | 天樞、豐隆、中脘、上巨虛 |
| 氣虛血虛 | 氣海、關元、血海 |
| 脾虛痰戀 | 脾俞、豐隆、公孫、三陰交 |

## * 陽痿

| 主要症狀 | 治法 | 選穴 |
|---|---|---|
| 陰莖痿軟不能勃起或勃起不堅。常伴頭暈目眩、面色㿠白、神疲、腰膝痠軟 | 以補腎氣為主，針用補法或針灸並用 | 腎俞、命門、關元、三陰交 |

## ＊ 遺精

| 常見證型 | 主要症狀 | 治法 | 選穴 |
|---|---|---|---|
| 夢遺 | 每在睡夢中發生遺泄，睡眠不安，陽事易舉。久遺而又頻繁者，可有頭暈、精神不振、耳鳴腰痠等症 | 交通心腎為主，針用平補平瀉法 | 主穴：<br>關元、三陰交、志室<br><br>加減：<br>夢遺加心俞、神門、內關；滑精加腎俞、太谿、足三里 |
| 滑精 | 不拘晝夜，動念則常有精液滑出，形體瘦弱，脈細軟，甚至心悸、陽痿等 | 以補腎為主，針用補法或針灸並用 | |

## ＊ 痿證

| 常見證型 | 主要症狀 | 治法 | 選穴 |
|---|---|---|---|
| 四肢筋肉弛緩無力，失去運動功能。初起多有發熱。繼則上肢或下肢，偏左或偏右，痿軟無力；重者下肢完全不能運動，肌肉日漸瘦削，但無疼痛症狀 | 肺熱：兼有發熱、咳嗽、口渴、尿黃、舌紅苔黃 | 以取陽明經穴為主。上肢多取手陽明穴，下肢多取足陽明穴（參閱中風治法）<br><br>屬肺熱及濕熱者，單針不灸用瀉法；肝腎陰虧者，針刺用補法 | 主穴：<br>上肢：肩髃、曲池、合谷、陽谿<br>下肢：髀關、三陰交、足三里、解谿、陽陵泉<br><br>加減：<br>肺熱加肺俞、尺澤；濕熱加陰陵泉、大椎；肝腎兩虧加肝俞、腎俞、大椎；發熱加大椎 |
| | 濕熱：兼有身重、小便混濁、胸悶，或兩足發熱、得冷則舒，舌苔黃膩 | | |
| | 肝腎兩虧：兼有腰膝痠軟、遺精早洩、頭暈目眩、舌紅 | | |

## \* 痺證

| 常見證型 | 主要症狀 | 治法 | 選穴 |
|---|---|---|---|
| 風寒濕痺 | 關節痠痛或部分肌肉酸重麻木，遷延日久可致肢體拘急，甚則關節腫大<br><br>行痺：肢體關節走竄疼痛，痛無定處，有時兼有寒熱<br><br>痛痺：遍身或局部關節疼痛，痛有定處，得熱稍緩，遇冷則劇<br><br>著痺：關節痠痛、肌膚麻木、痛有定處，陰雨風冷每可使其發作 | 以循經與患部取穴為主，亦可採用阿是穴<br><br>行痺、熱痺用毫針瀉法淺刺；<br><br>痛痺多灸，深刺留針，如疼痛劇烈的可隔薑灸；<br><br>著痺針灸並施或兼用溫針和拔罐等法 | 主穴：<br>肩部：肩髎、肩髃<br>肘臂：曲池、合谷、尺澤<br>腕部：陽池、外關、陽谿<br>背脊：水溝、腰陽關<br>髖部：環跳、居髎、懸鐘<br>股部：秩邊、承扶<br>膝部：犢鼻、梁丘、陽陵泉、膝陽關<br>踝部：照海、崑崙、丘墟<br><br>加減：<br>行痺加膈俞、血海；<br>痛痺加腎俞、關元；<br>著痺加足三里、陰陵泉；<br>熱痺加大椎、曲池 |
| 熱痺 | 關節痠痛、局部熱腫、痛不可近、關節活動障礙，可涉及單個或多個關節，並兼有發熱、口渴 | | |

## \* 癇證

| 主要症狀 | 治法 | 選穴 |
|---|---|---|
| 發病前可有頭暈、胸悶、神疲等先兆，旋即昏仆、不省人事、面色蒼白、牙關緊閉、雙目上視、手足抽搐、口吐涎沫，甚則二便失禁。發後頭昏、肢軟、神疲，苔薄膩，脈弦滑，久病則脈細 | 取任脈、督脈穴為主，佐以豁痰開竅 | 鳩尾、大椎、腰奇、間使、豐隆 |

## * 痛經

| 常見證型 | 主要症狀 | 治法 | 選穴 |
|---|---|---|---|
| 實證 | 經行不暢，少腹疼痛。如腹痛拒按，經色紫而夾有血塊，下血塊後痛即緩解，脈沉澀，則為血瘀；脹甚於痛，或脹連胸脅，胸悶泛噁，脈弦，則為氣滯 | 取任脈、足太陰經穴為主。毫針刺用瀉法，酌量用灸法 | 中極、次髎、地機、三陰交 |
| 虛證 | 腹痛多在經淨後，痛勢綿綿不休；少腹柔軟喜按，經量減少；每伴腰痠肢倦、納少、頭暈、心悸 | 取任脈、督脈、足少陰和足陽明經穴。毫針刺用補法，並灸 | 命門、腎俞、關元、足三里、大赫、氣海、三陰交 |

## * 牙痛

| 常見證型 | 主要症狀 | 治法 | 選穴 |
|---|---|---|---|
| 陽明火邪 | 牙痛甚劇，兼口臭、苔黃、口渴、便秘 | 取手足陽明經穴為主。毫針刺用瀉法，循經遠取穴，可左右交叉刺 | 主穴：合谷、頰車、內庭、下關<br><br>加減：風火牙痛者加外關、風池；腎陰牙痛者加太谿、行間 |
| 風火牙痛 | 痛甚齦腫，兼形寒身熱 | | |
| 腎虛牙痛 | 隱隱作痛，時作時息，口不臭 | | |

## * 坐骨神經痛

| 主要症狀 | 治法 | 選穴 |
|---|---|---|
| 側腰腿部陣發性或持續性疼痛。主要是臀部、大腿後側、小腿後側或外側及足部發生燒灼樣或針刺樣疼痛，行動時加重 | 取足太陽和足少陽經穴為主。一般均用瀉法，亦可配合灸法或拔罐 | 腎俞、大腸俞、腰3~5夾脊、秩邊、環跳、殷門、委中、承山、陽陵泉、懸鐘 |

## * 扭傷

| 主要症狀 | 治法 | 選穴 |
|---|---|---|
| 受傷部腫脹疼痛、關節活動障礙等 | 以受傷局部取穴為主，毫針刺用瀉法。陳舊傷留針加灸或用溫針 | 肩部：肩髎、肩髃、肩貞<br>肘部：曲池、小海、天井<br>腕部：陽池、陽谿、陽谷<br>腰部：腎俞、腰陽關、委中<br>髖部：環跳、秩邊、承扶<br>膝部：犢鼻、梁丘、膝陽關<br>踝部：解谿、崑崙、丘墟 |

# 附錄1：本書所用方劑

## 安衝湯

白朮、生黃耆、生龍骨、生牡蠣、大生地
黃各18克，生杭芍、茜草各9克，海螵蛸
（搗細）、川續斷各12克。水煎服。

## 安神定志丸

遠志6克，石菖蒲5克，茯神15，茯苓15
克，朱砂2克，龍齒25克，人參9克。研末
為丸。

**B**

## 八珍湯

人參、白朮、白茯苓、當歸、川芎、白
芍、熟地黃各10克，甘草（炙）5克，加生
薑5片、紅棗1枚，水煎服。

## 八正散

車前子、瞿麥、萹蓄、滑石、梔子、甘
草、木通、大黃各9克。為散，每服6~10
克，燈心草煎湯送服。

## 白虎加桂枝湯

知母180克，甘草（炙）60克，石膏500
克，粳米60克，桂枝（去皮）90克。為粗
末，每服15克，水煎服。

## 百靈調肝湯

白芍20克，當歸、王不留行、通草、枳
實、瓜蔞、川楝子、懷牛膝各15克，青皮
10克，皂角刺、甘草各5克。水煎服，每日
1劑。

## 半夏白朮天麻湯

半夏9克，白朮15克，天麻、茯苓、橘紅各
6克，甘草3克，加生薑1片、紅棗3枚，水
煎服。

## 保和丸

山楂18克，神麴6克，半夏、茯苓各9克，
陳皮、連翹、萊菔子各3克。研末為丸。

## 保陰煎

生地黃、熟地黃、芍藥各6克，山藥、川續
斷、黃芩、黃柏各4.5克，生甘草3克。水煎
服。

## 補陽還五湯

生黃耆120克，當歸尾6克，赤芍5克，地
龍、川芎、桃仁、紅花各3克。水煎服。

## 補中益氣湯

黃耆、炙甘草、人參（去蘆）、白朮各9
克、橘皮（不去白）、升麻、柴胡各6克，
當歸（酒焙乾或曬乾）3克。水煎服。

## 柴胡疏肝散

陳皮（醋炒）、柴胡、川芎、枳殼（麩炒）、香附各6克，芍藥9克，炙甘草3克。水煎服。

## 沉香散

沉香、黃耆、陳皮各23克，滑石30克，黃芩15克，榆白皮（銼）、韭子（微炒）各30克，瞿麥90克，甘草15克（炙微赤，銼）。為細末，每服6克。

## 程氏萆薢分清飲

益智仁、川萆薢、石菖蒲、烏藥各9克，水煎服，加入食鹽少許。

## 川芎茶調散

薄荷葉、川芎、荊芥穗（去梗）各12克，細辛（去蘆）3克，防風（去蘆）4.5克，白芷、羌活、炙甘草各6克。水煎服。

## 蔥豉湯

蔥白3根，淡豆豉10克。水煎服。

## 大補元煎

人參、升麻、鹿角膠各10克，山藥、熟地黃、杜仲、當歸、山茱萸、枸杞子各15克，水煎服。

## 大承氣湯

大黃（酒洗）12克，厚朴（去皮，炙）24克，枳實（炙）12克，芒硝9克。水煎服（先煎厚朴、枳實，後下大黃，芒硝溶服）。

## 大黃附子湯

大黃6克，附子9克（炮），細辛3克。水煎服。

## 黛蛤散

青黛30克，蛤殼300克。粉碎成細粉，過篩，口服，一次6克，一日1次。

## 丹參飲

丹參、檀香、砂仁各30克。水煎服。

## 丹溪治濕痰方

蒼朮（麩炒）、白朮、半夏、赤茯苓、香附、川芎、當歸。水煎服。

## 丹梔逍遙散

逍遙散（甘草4.5克，當歸、茯苓、芍藥、白朮、柴胡各9克，生薑、薄荷各少許）加牡丹皮、梔子。為散。

## 當歸地黃飲

當歸9克，熟地黃15克，山藥、杜仲各6克、牛膝4.5克，山茱萸3克，炙甘草2.4克。水煎服。

## 當歸六黃湯

當歸、生地黃、熟地黃、黃柏、黃芩、黃連各6克，黃耆12克。為粗末，水煎服。

## 導赤丸

連翹、梔子（薑炒）、玄參、天花粉、黃芩、滑石各120克，黃連、木通、赤芍、大黃各60克，研細粉，加煉蜜為丸。

## 滌痰湯

南星（薑制）、半夏（湯洗七次）各12克，枳實（麩炒）、茯苓（去皮）各10克，橘紅7.5克，石菖蒲、人參各5克，竹

茹3.5克，甘草2.5克，加生薑10克，紅棗3
枚。水煎服。

## 地黃飲子

熟乾地黃（焙）18克，巴戟天（去心）、
山茱萸（炒）、石斛、肉蓯蓉（酒浸，切
焙）各9克，附子（炮裂，去皮臍）、五味
子（炒）、肉桂（去粗皮）、白茯苓（去
黑皮）、麥冬（去心，焙）、菖蒲、遠志
（去心）各6克，加薑5片、紅棗1枚、薄荷
2克。水煎服。

## 定喘湯

白果21枚（去殼，炒黃色，分破），麻
黃、款冬花、桑白皮（蜜炙）、法半夏各9
克，紫蘇子6克，杏仁（去皮、尖）、黃芩
（微炒）各4.5克，甘草3克。水煎服。

## 獨活寄生湯

獨活9克，桑寄生、杜仲、牛膝、細辛、秦
艽、茯苓、肉桂心、防風、川芎、人參、甘
草、當歸、芍藥、乾地黃各6克。水煎服。

## Ｅ

## 二陳平胃散

半夏、陳皮、炒梔子、蒼朮、厚朴、酒
芩、酒連、甘草，為散。

## 二陳湯

半夏（湯洗七次）、橘紅各15克，白茯苓9
克，炙甘草4.5克，同生薑7片，烏梅1枚，
水煎服。

## 二仙湯

仙茅、淫羊藿（仙靈脾）、當歸、巴戟天
各9克黃柏、知母各4.5克。水煎服。

## Ｆ

## 附子理中湯

附子（炮，去皮、臍）、人參、乾薑
（炮）白朮各6克，炙甘草3克。水煎服。

## Ｇ

## 甘薑苓朮湯

甘草、白朮各6克，乾薑、茯苓各12克。水
煎服。

## 膈下逐瘀湯

五靈脂（炒）、川芎、牡丹皮、赤芍、烏
藥各6克，當歸、桃仁（研泥）、甘草、
紅花各9克，延胡索3克，香附、枳殼各4.5
克。水煎服。

## 葛根黃芩黃連湯

葛根15克，炙甘草6克，黃芩、黃連各9
克。水煎服。

## 固陰煎

人參適量，熟地黃9克，山藥（炒）6克，山
茱萸4.5克，遠志（炒）2克，炙甘草、菟絲
子（炒香）各3克，五味子14粒。水煎服。

## 歸脾湯

白朮、當歸、白茯苓、黃耆（炒）、遠
志、龍眼肉、酸棗仁（炒）各3克，人參6
克，木香1.5克，炙甘草1克，加生薑2片、
紅棗3枚，水煎服。

## 歸腎丸

熟地黃240克，山藥120克，山茱萸120克，
茯苓120克，當歸90克，枸杞子120克，杜
仲（鹽水炒）120克，菟絲子（炮製）120
克。煉蜜為丸，如梧桐子大。每服百餘

丸，淡鹽湯送下。

### 桂枝甘草龍骨牡蠣湯

桂枝15克，炙甘草、牡蠣、龍骨各30克。水煎服。

### 桂枝芍藥知母湯

桂枝、麻黃、知母、防風各12克，芍藥9克，甘草6克，生薑、白朮各15克，附子（炮）10克。水煎服。

### 黃連阿膠湯

黃連12克，黃芩、芍藥各6克，煎煮取汁，加入阿膠9克烊化，加入雞蛋黃2枚，攪開溫服。

### 黃連清心飲

黃連、生地黃（酒洗）、當歸身（酒洗）、甘草（炙）、茯神（去木）、酸棗仁、遠志（去骨）、人參（去蘆）、石蓮肉，水煎服。

### 黃連溫膽湯

黃連5克，半夏、竹茹、枳實、茯苓各9克、陳皮6克，甘草3克，生薑2片。水煎服。

### 黃耆桂枝五物湯

黃耆15克，桂枝、芍藥各12克，生薑25克、紅棗4枚。水煎服。

### 黃耆建中湯

飴糖30克，桂枝、生薑各9克，芍藥18克、紅棗6枚，黃耆5克，炙甘草6克。水煎服。

### 黃耆湯（《金匱翼》）

黃耆、火麻仁、白蜜、陳皮，水煎服。

### 回陽救急湯

黨參、附子各24克，乾薑、白朮各12克，草9克，桃仁（研）、紅花各6克，水煎服。

### 藿香正氣散

大腹皮、白芷、紫蘇、茯苓（去皮）各30克，半夏（曲）、白朮、陳皮（去白）、厚朴（去粗皮，薑汁炙）、苦桔梗各60克，藿香（去土）90克，炙甘草75克。為細末，每服6克，加生薑3片、紅棗1枚，水煎服。

### 濟川煎

當歸9~15克，肉蓯蓉（酒洗去鹹）6~9克，牛膝6克，澤瀉4.5克，升麻2~3克，枳殼3克。水煎服。

### 加味四物湯

當歸、菊花、蔓荊子各12克，熟地黃、白芍、黨參各15克，製何首烏18克，川芎、甘草各6克。水煎服。

### 健脾丸

白朮（炒）75克，木香（另研）、黃連（酒炒）、甘草各22克，白茯苓（去皮）60克，人參45克，神麴（炒）、陳皮、砂仁、麥芽（炒取麵）、山楂肉、山藥、肉豆蔻（麵裹煨熱，紙包捶去油）各30克，研為細粉，製成蜜丸。

### 金沸草散

旋覆花（去梗）、麻黃（去節）、前胡（去蘆）各9克，荊芥穗12克，甘草（炒）、半夏（湯洗7次，薑汁浸）、赤芍

各3克。共為粗末每次9克，水適量，生薑3片，紅棗1枚，煎至八分，去渣溫服，不拘時候。

### 金水六君煎

當歸、半夏、茯苓各6克，熟地黃15克，陳皮4.5克，炙甘草3克，加生薑5片。水煎服。

### 金鎖固精丸

沙苑子（炒）、芡實（蒸）、蓮鬚各60克，龍骨（酥炙）、牡蠣（鹽水煮，煅粉）30克，用蓮子粉糊為丸，鹽湯調下。

### 荊防敗毒散

羌活、獨活、柴胡、前胡、枳殼、茯苓、防風、荊芥、桔梗、川芎各5克，甘草3克，水煎服。

### 良附丸

高良薑、香附（醋制）各500克，研為細粉過篩混勻，製成丸。

### 兩地湯

大生地黃（酒炒）、玄參各30克，白芍（酒炒）、麥冬各15克，地骨皮、阿膠各9克。水煎服。

### 苓桂朮甘湯

茯苓12克，桂枝（去皮）9克，白朮、炙甘草各6克。水煎服。

### 羚角鉤藤湯

羚羊角片4.5克（先煎），霜桑葉6克，川貝母（去心）12克，鮮生地黃、淡竹茹（鮮刮，與羚羊角先煎代水）各15克，雙鉤藤（後入）、滁菊花、茯神木、生白芍各9克，生甘草3克。水煎服。

### 六君子湯

人參（去蘆）、炙甘草、白茯苓（去皮）、白朮（去蘆）、陳皮、法半夏各9克，水煎服。

### 六磨湯

檳榔、沉香、木香、烏藥、大黃、枳殼各等份，各用水磨取汁75毫升，和勻溫服。

### 六味地黃丸

熟地黃24克，山茱萸、乾山藥各20克，澤瀉、牡丹皮、茯苓（去皮）各9克，研末為丸。

### 龍膽瀉肝湯

龍膽草（酒炒）、木通、柴胡、生甘草各6克，黃芩（炒）、梔子（酒炒）、生地黃（黃酒炒）、車前子各9克，澤瀉12克，當歸（酒炒）3克。

### 麻子仁丸

麻子仁、大黃（去皮）各500克，芍藥、枳實（炙）、厚朴（炙，去皮）、杏仁（去皮尖，熬）各250克。上藥為末，煉蜜為丸，每次9克，每日1~2次，溫開水送服。

### 內補丸

黃連30克（微炒），當歸、阿膠各24克（微炒），乾薑15克（炮製）。為末，煉蜜搗為丸。

## P

### 平喘固本湯

黨參15克，五味子、冬蟲夏草、橘紅各6克、核桃仁12克，靈磁石18克，沉香、紫蘇子各15克，款冬花、法半夏各12克。水煎服。

### 普濟消毒飲

黃芩（酒炒）、黃連（酒炒）各15克，陳皮（去白）、生甘草、玄參、柴胡、桔梗各6克，連翹、板藍根、馬勃、牛蒡子、薄荷各3克，僵蠶、升麻各2克。水煎服。

## Q

### 啟宮丸

川芎、白朮、半夏、香附各30克，茯苓、神麴各15克，橘紅、甘草各3克。研末，以粥為丸。

### 杞菊地黃丸

熟地黃、山茱萸（制）、山藥、牡丹皮、茯苓、澤瀉、枸杞子、菊花。研末為丸。

### 啟陽娛心丹

人參60克，茯神150克，菖蒲、甘草、橘紅、砂仁、柴胡各30克，菟絲子、白朮各240克、遠志、生酸棗仁、當歸各120克，白芍、山藥各180克，神麴90克。研末，煉蜜為丸。

### 羌活勝濕湯

羌活、獨活各6克，藁本、防風、炙甘草、川芎各3克，蔓荊子2克。水煎服。

### 清金化痰湯

黃芩、梔子各4.5克，桔梗6克，麥冬（去心）、川貝母、橘紅、茯苓各9克，桑白皮、知母、瓜蔞子（炒）各3克，甘草1.2克。水煎，食後服。

### 清經散

牡丹皮、白芍（酒炒）、大熟地黃各9克，地骨皮15克，青蒿6克，白茯苓3克，黃柏1.5克（鹽水浸炒）。水煎服。

### 清熱調血湯

當歸、川芎、白芍、生地黃、黃連、香附、桃仁、紅花、延胡索、牡丹皮、莪朮，水煎服。

### 清中湯

菖蒲500克（刮去皮、鬚，切片，米泔浸3日壓去苦水），生薑150克，白鹽120克（與菖蒲同醃一宿，焙乾），白朮60克，炙甘草60克。為細末，每服3克，沖服。

## R

### 人參烏梅湯

人參、蓮子（炒）、炙甘草、烏梅、木瓜、山藥，水煎服。

### 人參養榮湯

白芍90克，當歸、陳皮、黃耆、桂心（去粗皮）、人參、白朮（煨）、炙甘草各30克，熟地（制）、五味子、茯苓各21克，遠志（炒，去心）15克。為散，每服12克，水煎服。

### 潤腸丸

大黃（去皮）、當歸梢、羌活各15克，桃仁（湯浸，去皮、尖）30克，麻子仁（去皮取仁）38克。麻子仁研泥，其餘搗為細末，煉蜜為丸。

### 三拗湯

麻黃、杏仁、甘草各30克，水煎服。

### 三子養親湯

山楂子、萊菔子、白芥子各3克，水煎服。

### 桑菊飲

桑葉7.5克，菊花3克，杏仁、蘆根、桔梗各6克，連翹5克，薄荷、甘草各2.5克。水煎服。

### 桑杏湯

桑葉、浙貝母、香豉、梔子皮、梨皮各3克、杏仁4.5克，沙參6克。水煎服。

### 沙參麥冬湯

北沙參、玉竹、麥冬、扁豆各10克，天花粉15克，桑葉6克，生甘草3克。水煎服。

### 芍藥甘草湯

白芍12克，甘草12克。用水600毫升，煮取300毫升，去滓，候溫再服。

### 少腹逐瘀湯

小茴香（炒）7粒，乾薑（炒）0.6克，延胡索3克，川芎、沒藥（研）、赤芍、蒲黃、五靈脂（炒）6克，當歸9克，肉桂3克。水煎服。

### 射干麻黃湯

半夏、射干9克，麻黃（先煎）、生薑各12克，細辛、紫菀、款冬花各9克，五味子3克，紅棗7枚。水煎服。

### 參附龍牡救逆湯

人參、附子、龍骨、牡蠣、白芍、炙甘草，水煎服。

### 參附湯

人參、附子（炮，去皮、臍）、青黛各15克。水煎服。

### 參苓白朮散

蓮子肉（去皮）、薏苡仁各9克，縮砂仁、桔梗（炒黃）各6克，白扁豆（薑汁浸，去皮，微炒）12克，白茯苓、人參（去蘆）、白朮、山藥各15克，甘草（炒）10克。為細末，每服6克，棗湯調下。

### 身痛逐瘀湯

秦艽、羌活、香附各3克，川芎、甘草、沒藥6克，五靈脂（炒）、地龍各6克，桃仁、紅花、當歸、牛膝各9克。水煎服。

### 生脈地黃湯

熟地黃、麥冬各15克，山茱萸、山藥各12克，丹皮、澤瀉、茯苓、紅參、五味子各10克。水煎服。

### 生脈散（生脈飲）

人參、麥冬各9克，五味子6克。水煎服。

### 失笑散

蒲黃（炒香）、五靈脂（酒研，淘去砂土）各等份。研為末，每服6克，用黃酒或醋沖服。

### 十補丸

附子（炮，去皮、臍）、肉桂、巴戟天（去心）、補骨脂（炒）、炮乾薑、遠志（去心，薑汁浸，炒）、菟絲子（酒浸，別研）、赤石脂（煆）、厚朴（去粗皮，薑汁炙）各30克，川椒（去目及閉口者，炒出汗）60克。研為細末，酒糊為丸。

## 石膏湯

石膏30克，知母9克，甘草3克，玄參15克、天花粉9克。水煎服。

## 石葦散

石葦60克（去毛），瞿麥30克，滑石150克，車前子90克，冬葵子60克。搗篩為散，每服3克。

## 雙合湯

當歸、川芎、白芍、生地黃、陳皮、半夏（薑汁炒）、白茯苓（去皮）、白芥子各5克，桃仁（去皮、尖）4克，甘草、紅花各1.5克，加生薑3片，水煎服。

## 四妙丸

黃柏、蒼朮、牛膝、薏苡仁各240克。為細末，酒糊為丸。

## 四神丸

肉豆蔻、五味子各6克，補骨脂12克，吳茱萸（浸炒）3克。研末為丸，每服9克，每日2次，用淡鹽水或溫開水送服，亦可作湯劑，加薑6克、紅棗10枚，水煎服。

## 四物湯

當歸（去蘆，酒浸炒）、白芍各9克，川芎6克，熟乾地黃（酒蒸）12克。水煎服。

## 酸棗仁湯

酸棗仁（炒）15克，甘草3克，知母、茯苓、川芎各6克。水煎服。

## 縮泉丸

益智仁、烏藥、山藥各15克，研末為丸。

## Ｔ

## 桃紅四物湯

熟地黃、當歸各15克，白芍10克，川芎8克、桃仁9克，紅花6克。水煎服。

## 桃仁紅花煎

紅花、當歸、桃仁、香附、延胡索、赤芍、川芎、乳香、丹參、青皮、生地黃。水煎服。

## 天麻鉤藤飲

川牛膝、鉤藤各12克，生決明18克，天麻、梔子、黃芩、杜仲、益母草、桑寄生、夜交藤、茯神各9克。水煎。

## 調肝湯

山藥15克（炒），阿膠（白麵炒）、當歸（酒洗）、白芍（酒炒）、山茱萸（蒸熟）各9克，巴戟天（鹽水浸）、甘草各3克。水煎服。

## 通竅活血湯

赤芍、川芎各3克，桃仁、紅花、生薑各9克（研泥），紅棗7枚（去核），蔥3根（切碎），麝香0.15克（絹包）。用黃酒250毫升，將前七味煎至150毫升，去滓，將麝香入酒內，再煎二沸，臨臥服。

## 通瘀煎

當歸尾15克，山楂、香附、紅花（新者，炒黃）各6克，烏藥6克，青皮、澤瀉各4.5克，木香2.1克。加水400毫升，煎至280毫升，加黃酒150毫升，食前服。

## 痛瀉要方

炒白朮9克，白芍（炒）6克，防風3克，陳皮（炒）4.5克。水煎服或丸服。

### 菟絲子散

菟絲子（酒浸三日，曬乾）60克，肉蓯蓉
（酒浸一宿，刮去粗皮，炙乾用）、牡蠣
（燒為粉）、附子（炮製，去皮、臍）、
五味子各30克。搗細為散，每服6克，空腹
粥湯調下。

### 完帶湯

白朮（土炒）、山藥（炒）各30克，人
參6克，白芍（酒炒）15克，車前子（酒
炒）、製蒼朮各9克，甘草3克，陳皮、黑
荊芥穗、柴胡各2克。水煎服。

### 溫胞飲

白朮12克，巴戟天12克，人參10克，杜仲
15克，製附子15克，菟絲子10克，山藥15
克，芡實30克，肉桂6克，補骨脂12克，水
煎服，每日1劑。

### 溫膽湯

半夏（湯洗七次）、竹茹、枳實（麩炒，
去瓤）各6克，陳皮9克，甘草（炙）3克，
茯苓4.5克，加生薑5片、紅棗1枚，水煎
服。

### 溫經湯（《婦人良方》）

當歸、川芎、肉桂、莪朮（醋炒）、牡丹
皮、人參、牛膝、甘草各3克。水煎服。

### 溫經湯（《金匱要略》）

吳茱萸、麥冬（去心）各9克，當歸、芍
藥、川芎、人參、桂枝、阿膠、牡丹皮
（去心）、生薑、甘草、半夏各6克。除阿
膠外，水煎，加入阿膠烊化服用。

### 烏藥湯

烏藥7.5克，香附6克，當歸3克，木香、炙
甘草各1.5克。水煎服。

### 無比山藥丸

澤瀉、熟地黃、菟絲子各20克，山茱萸、
茯苓、牛膝、杜仲、肉蓯蓉各15克，巴戟
天、赤石脂各10克，山藥25克。水煎，早
晚分服，或和蜜為丸。

### 五味消毒飲

金銀花15克，野菊花、蒲公英、紫花地
丁、紫背天葵子各6克。水煎服。

### 消乳丸

香附（炒）、縮砂仁、神麴（炒）、麥芽
（炒）各30克，炙甘草、陳皮（去白）各
15克。研末為丸。

### 小薊飲子

生地黃、小薊、滑石、木通、蒲黃、藕
節、淡竹葉、當歸、梔子、甘草各9克。水
煎服。

### 小建中湯

桂枝（去皮）、生薑（切）各9克、炙甘草
6克、紅棗（擘）12枚，芍藥18克，水煎取
汁，兌入飴糖30克，文火加熱溶化，溫服。

### 小青龍湯

麻黃（去節）、芍藥、桂枝（去皮）、半
夏（洗）各9克，細辛、乾薑、炙甘草、五
味子各6克。水煎服。

### 小營煎

當歸、芍藥（酒炒）、山藥（炒）、枸杞子

各6克，熟地黃9克，炙甘草3克。水煎服。

### 瀉白散

地骨皮、桑白皮（炒）各15克，甘草（炙）3克。上藥銼散，入粳米一撮、水適量，煎至七分，食前服。

### 新加香薷飲

金銀花、鮮扁豆花各9克，香薷、厚朴、連翹各6克。水煎服。

### 芎歸二陳湯

當歸、半夏各15克，川芎10克，陳皮、茯苓各8克，甘草3克，生薑3片。水煎服。

### 芎芷石膏湯

川芎、白芷、石膏、藁本、羌活、菊花。水煎服。

### 養精種玉湯

熟地黃30克，當歸（酒洗）15克，白芍（酒炒）15克，山茱萸15克。水煎服。

### 一貫煎

北沙參、麥冬、當歸身各9克，生地黃18~30克，枸杞子9~18克，川楝子4.5克。水煎服。

### 益氣聰明湯

黃耆、甘草、人參各15克，升麻、葛根各9克、蔓荊子4.5克，芍藥3克，黃柏3克（酒制，銼，炒黃）。水煎服。

### 薏苡仁湯

薏苡仁、當歸、芍藥、麻黃、肉桂、炙甘草、蒼朮各30克。水煎服。

### 銀翹散

連翹、金銀花各30克，苦桔梗、薄荷、牛蒡子各18克，荊芥穗、竹葉各12克，生甘草、淡豆豉各15克。為散。

### 右歸丸

大懷熟地黃250克，山藥（炒）、枸杞子（微炒）、鹿角膠、菟絲子（制）、杜仲（薑湯炒）各120克，當歸、山茱萸（微炒）各90克（便溏勿用），肉桂、製附子各60克。為細末，加煉蜜為丸。

### 毓麟珠

人參、白朮（炒）、茯苓、芍藥（酒炒）各60克，川芎、炙甘草各30克，當歸、熟地黃（蒸，搗）、菟絲子（炮製）各120克，杜仲（酒炒）、鹿角霜、川椒各60克。研末，煉蜜為丸。

### 玉屏風散

防風15克，黃耆（蜜炙）、白朮各30克。水煎服。

### 贊育丹

熟地黃（蒸，搗）、白朮各250克，當歸、枸杞子各180克，杜仲（酒炒）、仙茅（酒蒸一日）、巴戟天（甘草湯炒）、山茱萸、淫羊藿（羊脂拌炒）、肉蓯蓉（酒洗，去甲）、韭子（炒黃）各120克，蛇床子（微炒）、附子（炮製）、肉桂各60克。研末，煉蜜為丸，每服9克。

### 增液湯

玄參30克，麥冬（連心）、生地黃各24克。水煎服。

### 正氣天香散

烏藥60克,香附240克,陳皮、紫蘇葉、乾薑各30克。為細末,每服9克。

### 知柏地黃丸

知母、黃柏各40克,熟地黃160克,山藥、山茱萸(炮製)各80克,牡丹皮、茯苓、澤瀉各60克。研末,煉蜜為丸。

### 止帶方

豬苓、茯苓、車前子、澤瀉、茵陳、赤芍、牡丹皮、黃柏、梔子、牛膝。水煎服。

### 止嗽散

桔梗(炒)、荊芥、紫菀(蒸)、百部(蒸)、白前(蒸)各9克,甘草(炒)3克,陳皮(水洗,去白)6克。共為末。每次9克,食後及臨臥用開水調下,初感風寒,生薑湯調下。

### 枳實導滯丸

大黃、枳實(炒)、六神麴(炒)、白朮(炒)各9克,黃連(薑汁炒)、黃芩、茯苓、澤瀉各6克。為細粉,製成丸,每服6~9克,食後溫水送下。

### 滋血湯

赤石脂(火煅紅)、海螵蛸(去殼)、側柏葉(去枝)各150克。為細末,每服6克,熱湯調下。

### 左歸丸

大懷熟地黃(蒸)250克,山藥(炒)120克、枸杞子、山茱萸、菟絲子(炮製)、鹿角膠、龜甲膠各120克,川牛膝(酒洗,蒸熟,精滑者不用)90克。研末,加煉蜜為丸。

## 附錄2：本書所用穴位定位及功效

**百會（督脈）**

[定位]在頭部，前髮際正中直上5寸。

[主治]中風，頭痛，眩暈，耳鳴，中風，痴呆，癲狂癇，癔病，驚悸，健忘，失眠，脫肛，陰挺，腹瀉。

**髀關（足陽明胃經）**

[定位]在大腿前面，髂前上棘與髕底外側端的連線上，屈股時，平會陰，縫匠肌外側凹陷處。

[主治]膝、髀、股、膝痛，下肢屈伸不利、麻痹、癱瘓，以及股外側皮神經炎等。

**承扶（足太陽膀胱經）**

[定位]在股後區，臀溝的中點。

[主治]腰、骶、臀、股部疼痛，下肢痿痹，下肢不遂，痔疾。

**承漿（任脈）**

[定位]在面部，頦唇溝正中凹陷處。

[主治]口歪，齒齦腫痛，流涎，口舌生瘡，暴喑，癲狂。

**承山（足太陽膀胱經）**

[定位]在小腿後區，伸直小腿或足跟上提時腓腸肌的肌腹下出現尖角凹陷處。

[主治]痔疾，便秘，腰腿拘急疼痛，足跟痛，腳氣。

**尺澤（手太陰肺經）**

[定位]在肘橫紋上，肱二頭肌腱橈側凹陷中。

[主治]咳嗽，氣喘，咯血，咽喉腫痛，潮熱，胸部脹滿；急性吐瀉，中暑，小兒驚風；肘臂攣痛。

**次髎（足太陽膀胱經）**

[定位]在骶後上棘與後正中線之間，適對第2骶後孔。

[主治]月經不調、痛經、帶下病等婦科疾患，小便不利，遺精，疝氣，腰骶痛，下肢痿痹。

**攢竹（足太陽膀胱經）**

[定位]在面部，眉頭凹陷，眶上切迹處。

[主治]頭痛，眉棱骨痛；目視不明，目赤腫痛，眼瞼瞤動，眼瞼下垂，面癱，面痛；腰痛。

**大腸俞（足太陽膀胱經）**

[定位]在腰部，第4腰椎棘突下，後正中線旁開1.5寸。

[主治]腹脹，泄瀉，便秘，痔疾；腰痛。

**大陵（手厥陰心包經）**

[定位]在腕掌側遠端橫紋中，當掌長肌腱與橈側腕屈肌腱之間。

[主治]心痛，心悸；胃痛，嘔吐；癲狂癇，

瘡瘍；胸脇痛；手腕痛。

## 大椎（督脈）

[定位]在第 7 頸椎棘突下凹陷中，後正中線上。

[主治]項強，脊痛；惡寒發熱，咳嗽，氣喘，骨蒸潮熱，熱病，瘧疾；胸痛，癲狂癇，小兒驚風；風疹，痤瘡。

## 膽俞（足太陽膀胱經）

[定位]在背部，當第10胸椎棘突下，旁開1.5寸處。

[主治]黃疸、口苦、脇痛等肝膽疾患，肺結核，潮熱。

## 地倉（足陽明胃經）

[定位]在面部，目正視，瞳孔直下，口角旁開0.4寸。

[主治]口角歪斜，流涎；面痛，齒痛。

## 地機（足太陰脾經）

[定位]在小腿內側，陰陵泉下3寸，脛骨內側緣後際。

[主治]痛經，崩漏，月經不調；食欲不振，腹痛，腹瀉；小便不利，水腫。

## 定喘（經外奇穴）

[定位]位於項背部，第7頸椎棘突下緣中點（大椎穴）旁開0.5寸處。

[主治]哮喘，咳嗽，支氣管炎；肩背痛，上肢疼痛不舉，麻痺，癱瘓，落枕；蕁麻疹，頭後部痛等。

## 犢鼻（膝眼）

[定位]屈膝，在髕韌帶兩側凹陷處，在內側的稱內膝眼，在外側的稱外膝眼，即犢鼻。

[主治]膝關節痠痛，鶴膝風，腿痛；腳氣。

## 肺俞（足太陽膀胱經）

[定位]在脊柱區，第3胸椎棘突下，後正中線旁開1.5寸。

[主治]咳嗽，氣喘，吐血，鼻塞；骨蒸潮熱，盜汗；皮膚搔癢。

## 豐隆（足陽明胃經）

[定位]在小腿外側，外踝尖上8寸，脛骨前脊外緣，條口旁開1寸。

[主治]頭痛，眩暈，癲狂，癇證；咳嗽，痰多，哮喘；下肢痿痺。

## 風池（足少陽膽經）

[定位]在項部，枕骨之下，胸鎖乳突肌與斜方肌上端之間的凹陷中。

[主治]頭痛，眩暈，失眠，癲癇，中風；目赤腫痛，食物不明，鼻塞，鼻衄，鼻淵，耳鳴，咽喉腫痛；熱病，感冒；頸項強痛。

## 風門（足太陽膀胱經）

[定位]在脊柱區，第2胸椎棘突下，後正中線旁開1.5寸。

[主治]傷風，發熱，咳嗽；頭痛，項強，胸背痛。

## 肝俞（足太陽膀胱經）

[定位]在脊柱區，第9胸椎棘突下，後正中線旁開1.5寸。

[主治]黃疸，脇痛，脊背痛；吐血；眩暈，癲狂癇；目赤，目視不明，夜盲。

## 膏肓（足太陽膀胱經）

[定位]在背部，當第4胸椎棘突下，旁開3寸。

[主治]肺結核，支氣管炎，哮喘；陽痿，遺精；慢性胃炎，胃出血；神經衰弱；胸膜炎，乳腺炎；貧血。

### 膈俞（足太陽膀胱經）

[定位]在背部，當第7胸椎棘突下，旁開1.5寸。

[主治]嘔吐，呃逆，噎膈，胸滿；脇痛，胃痛；癲狂；咯血，吐血，貧血；脊背痛等。

### 公孫（足太陰脾經）

[定位]在跖區，當第1跖骨基底的前下緣赤白肉際處。

[主治]胃痛，嘔吐，腹痛，泄瀉，痢疾；心煩失眠，嗜臥。

### 關衝（手少陽三焦經）

[定位]在手無名指末節尺側，距指甲角0.1寸處。

[主治]昏厥，熱病，頭痛，目赤痛，咽喉腫痛等。

### 關元（任脈）

[定位]在下腹部，臍中下3寸，前正中線上。

[主治]中風脫證，虛勞冷憊，羸瘦無力；少腹疼痛，霍亂吐瀉，痢疾，脫肛，疝氣；尿頻，尿閉，遺精，白濁，陽痿，早洩；月經不調，經閉，經痛，赤白帶下，陰挺，崩漏，陰門瘙癢，惡露不止，胞衣不下。

### H

### 合谷（手陽明大腸經）

[定位]在手背，第1、2掌骨間，第2掌骨橈側的中點處。

[主治]頭痛，目赤腫痛，咽喉腫痛，失音，鼻衄，齒痛，口眼歪斜，耳鳴，耳聾，痄腮；諸痛症；熱病，無汗，多汗；腹痛，便秘；經閉，滯產；上肢不遂。

### 後頂（督脈）

[定位]在頭部，當後髮際正中直上5.5寸（腦戶上3寸）。

[主治]頭痛，眩暈，項強，癲狂癇證，煩心，失眠。

### 環跳（足少陽膽經）

[定位]在股區，股骨大轉子最凸點與骶管裂孔連線的外1/3與內2/3交點處。

[主治]半身不遂，下肢痿痺，腰腿疼。

### 夾脊（經外奇穴）

[定位]在背腰部，第1胸椎至第5腰椎棘突下兩側，後正中線旁開0.5寸，一側17個穴位。

[主治]主治範圍比較廣，其中上胸部穴位治療心肺、上肢疾病，下胸部穴位治療胃腸疾病，腰部穴位治療腰、腹及下肢疾病。

### 頰車（足陽明胃經）

[定位]在面部，下頜角前上方約1橫指（中指），咀嚼時咬肌隆起處。

[主治]口歪，面肌痙攣；齒痛，頰腫，口噤不開。

### 間使（手厥陰心包經）

[定位]在前臂掌側，當曲澤與大陵的連線上，腕橫紋上3寸，掌長肌腱與橈側腕屈肌腱之間。

[主治]心痛，驚悸，胃痛，嘔吐，熱病煩躁，胸痛，瘧疾，癲狂，癇證，肘攣，臂痛等。

**肩髎（手少陽三焦經）**

[定位]在三角肌區，肩峰角與肱骨大結節兩骨間凹陷中。當臂外展時，於肩峰後下方呈現凹陷處。

[主治]肩臂攣痛不遂。

**肩髃（手陽明大腸經）**

[定位]在臂外側，三角肌上，臂外展，或向前平伸時，當肩峰前下方凹陷處。

[主治]肩臂攣痛，上肢不遂；癮疹，瘰癧。

**肩貞（手太陽小腸經）**

[定位]在肩關節後下方，臂內收時，腋後紋頭上1寸。

[主治]肩臂疼痛，手臂麻木不舉，瘰癧；耳鳴。

**解谿（足陽明胃經）**

[定位]足背與小腿交界處的橫紋中央凹陷中，跟長伸肌腱與趾長伸肌腱之間。

[主治]下肢痿痺，足背腫痛，踝關節病；頭痛，眩暈，癲狂；腹脹，便秘。

**鳩尾（任脈）**

[定位]位於臍上7寸，劍突下0.5寸。

[主治]心痛，心悸，心煩；癲癇，驚狂；胸中滿痛，咳嗽氣喘；嘔吐，呃逆，反胃，胃痛。

**居髎（足少陽膽經）**

[定位]在髖部，當髂前上棘與股骨大轉子最凸點連線的中點處。

[主治]腰腿痺痛，月經不調，帶下，疝氣，坐骨神經痛，下肢癱瘓等。

**巨闕穴（任脈）**

[定位]在上腹部，臍中上6寸，前正中線上。

[主治]胸悶，胸痛，心痛，心悸；嘔吐，腹脹；癲狂癇。

**厥陰俞（足太陽膀胱經）**

[定位]在背部，當第4胸椎棘突下旁開1.5寸處。

[主治]心痛，心悸；咳嗽，胸悶；嘔吐。

**崑崙（足太陽膀胱經）**

[定位]在外踝尖與跟腱之間的凹陷處。

[主治]頭痛，項強，目眩；癲癇，難產；腰骶疼痛，腳跟腫痛。

**勞宮（手厥陰心包經）**

[定位]在手掌心，第2、3掌骨之間偏於第3掌骨，握拳屈指時中指尖處。

[主治]中風昏迷，中暑；心痛，癲狂癇；口瘡，口臭；鵝掌風。

**廉泉（任脈）**

[定位]位於頸部，當前正中線上，喉結上方，舌骨上緣凹陷處。

[主治]舌下腫痛，舌根急縮，舌強，中風失語等症。

**梁丘（足陽明胃經）**

[定位]在股前區，髂前上棘與髕骨外緣連線上，髕骨外上緣上2寸。

[主治]膝腫痛，下肢不遂；急性胃炎，乳癰，乳痛。

**列缺（手太陰肺經）**

[定位]在前臂橈側緣，橈骨莖突上方，腕橫紋上1.5寸，當肱橈肌與拇長展肌腱之間。

[主治]咳嗽，氣喘，咽喉腫痛；頭痛，齒

痛，項強，口眼歪斜。

## M

### 命門（督脈）

[定位]在脊柱區，第2腰椎棘突下凹陷中，後正中線上。

[主治]腰痛，下肢痿痹；遺精，陽痿，早洩，月經不調，赤白帶下，遺尿，尿頻；泄瀉。

## N

### 內關（手厥陰心包經）

[定位]在前臂掌側，腕橫紋上2寸，掌長肌腱與橈側腕屈肌腱之間。

[主治]心痛，心悸，胸痛；胃痛，嘔吐，呃逆；脅痛，脅下痞塊；失眠，癲狂，癇證，鬱證，眩暈，中風，偏癱，哮喘，偏頭痛；熱病，肘臂攣痛。

### 內庭（足陽明胃經）

[定位]在足背，第2、3趾間，趾蹼緣後方赤白肉際處。

[主治]齒痛，咽喉腫痛，鼻衄；胃病吐酸，腹脹，泄瀉，痢疾，便秘；熱病；足背腫痛。

## P

### 脾俞（足太陽膀胱經）

[定位]在脊柱區，第11胸椎棘突下，後正中線旁開1.5寸。

[主治]腹脹，嘔吐，泄瀉，痢疾，便血；水腫，黃疸；咳嗽痰多；背痛。

## Q

### 氣海（任脈）

[定位]在下腹部，臍中下1.5寸，前正中線上。

[主治]中風脫證，形體羸瘦，臟氣衰憊，乏力；腹痛，泄瀉，痢疾，便秘；小便不利，遺尿；遺精，陽痿，滑精；月經不調，崩漏，帶下，陰挺；水腫，氣喘。

### 氣俞（京門穴）（足少陽膽經）

[定位]在側腰部，章門後1.8寸，當第12肋骨游離端的下方。

[主治]腹脹，小腹痛，裡急，洞泄，水道不通，尿黃，腰痛，骨痹痛。腸鳴，泄瀉，腹脹，腰脅痛。

### 丘墟（足少陽膽經）

[定位]位於足外踝的前下方，當趾長伸肌腱的外側凹陷處。

[主治]頸項痛，腋下腫，胸脅痛，下肢痿痹，外踝腫痛，瘧疾，疝氣，目赤腫痛，目生翳膜，中風偏癱。

### 曲池（手陽明大腸經）

[定位]在肘橫紋外側端，屈肘，當尺澤與肱骨外上髁連線的中點處。

[主治]咽喉腫痛，齒痛，目赤痛；頭痛，眩暈，癲狂；熱病上肢不遂，手臂腫痛；腹痛，吐瀉，痢疾；癮疹，濕疹；瘰癧。

## S

### 三陰交（足太陰脾經）

[定位]在小腿內側，內踝尖上3寸，脛骨內側緣後際。

[主治]腹痛，腸鳴，腹脹，泄瀉，便溏；月經不調，崩漏，帶下，陰挺，經閉，不孕，難產，遺精，陽痿，遺尿，疝氣；足痿；心悸，高血壓；失眠，陰虛諸症，神經衰弱；

濕疹，蕁麻疹，神經性皮炎。

## 上巨虛（足陽明胃經）

[定位]在犢鼻下6寸，足三里下3寸，距脛骨前緣一橫指（中指）。

[主治]腸鳴、腹痛、腹瀉、便秘、腸癰等腸胃疾患，下肢痿痺。

## 上脘（任脈）

[定位]位於前正中線上，臍上5寸處。

[主治]胃痛，呃逆，反胃，嘔吐，癲狂；咳嗽痰多；黃疸。

## 上星（督脈）

[定位]位於頭部，前髮際正中直上1寸。

[主治]頭痛，眩暈，目赤腫痛，迎風流淚，面赤腫，鼻淵，鼻出血，鼻癰，癲狂，癇證，小兒驚風，瘧疾，熱病。

## 神門（手少陰心經）

[定位]在腕部，腕掌側橫紋尺側端，尺側腕屈肌腱的橈側凹陷處。

[主治]失眠，健忘，痴呆，癲狂癇；心痛，心煩，驚悸；腕臂痛，胸脅痛。

## 神闕（任脈）

[定位]在腹區，臍中央。

[主治]中風虛脫，四肢厥冷，風癇；腹痛，腹脹，脫肛，瀉痢，便秘；小便不利，水腫，臌脹。

## 腎俞（足太陽膀胱經）

[定位]在腰部，當第2腰椎棘突下，後正中線旁開1.5寸。

[主治]遺尿，遺精，陽痿，月經不調，白帶，水腫；耳鳴，耳聾；腰痛。

## 十二井穴

經外奇穴名。由十二經的井穴組成，均位於四肢末端，即少商（肺經）、中衝（心包經）、少衝（心經）、商陽（大腸經）、關衝（三焦經）、少澤（小腸經）、隱白（脾經）、大敦（肝經）、湧泉（腎經）、厲兌（胃經）、足竅陰（膽經）、至陰（膀胱經）。

## 水溝（任脈）

[定位]在面部，人中溝的上1/3與下2/3交點處。

[主治]昏迷，暈厥，中暑，癲狂癇，急慢驚風；鼻塞，鼻衄，面腫，齒痛；牙關緊閉；挫閃腰疼。

## 四白（足陽明胃經）

[定位]在面部，目正視，瞳孔直下，眶下孔凹陷處。

[主治]目赤痛癢，目翳，眼瞼瞤動；口眼歪斜，面痛，面肌痙攣；頭痛，眩暈，膽道蛔蟲症。

## 太衝（足厥陰肝經）

[定位]在足背側，第1、2跖骨間，跖骨底結合部前方凹陷中。

[主治]頭痛，眩暈，耳鳴，目赤腫痛，口歪，咽痛；中風，小兒驚風，癲狂癇；月經不調，痛經，崩漏，帶下；脅痛，腹脹，黃疸；呃逆；足跗腫痛，下肢痿痺；癃閉，遺尿。

## 太谿（足少陰腎經）

[定位]在踝區，內踝尖與跟腱之間的凹陷

中。

[主治]頭痛、目眩、咽喉腫痛、齒痛、耳聾、耳鳴等腎虛性五官病證；月經不調、遺精、陽痿、小便頻數等泌尿生殖系疾患；腰脊痛及下肢厥冷、內踝腫痛；氣喘、胸痛、咯血等肺部疾患；消渴，小便頻數，便秘；失眠、健忘等腎精不足證。

## 太淵（手太陰肺經）
[定位]在腕掌側橫紋橈側，橈動脈搏動處。
[主治]咳嗽，氣喘，咯血，胸痛，咽喉腫痛；無脈症；腕臂痛。

## 膻中（任脈）
[定位]在胸部，平第4肋間，前正中線上。
[主治]咳嗽，氣喘；胸悶，胸痛，心悸，心痛；噎膈，嘔吐，呃逆；乳少，乳癰，乳房脹痛。

## 天井（手少陽三焦經）
[定位]位於上臂外側，屈肘時當肘尖直上1寸凹陷處。
[主治]耳聾，癲癇，瘰癧，癭氣，偏頭痛、脅肋痛、頸項肩臂痛等痛證。

## 天樞（足陽明胃經）
[定位]在腹部，橫平臍中，前正中線旁開2寸。
[主治]腹脹，腸鳴，泄瀉，便秘，痢疾；月經不調，痛經。

## 天突（任脈）
[定位]在頸前區，胸骨上窩中央，前正中線上。
[主治]咳嗽，氣喘，胸痛；咽喉腫痛，暴喑，癭氣，梅核氣；噎膈。

## 天柱（足太陽膀胱經）
[定位]位於後髮際正中旁開1.3寸處。
[主治]頸椎痠痛，落枕，肩周炎；高血壓，目眩，頭痛；眼疲勞等。

## 聽會（足少陽膽經）
[定位]位於耳屏切迹的前方，下頜骨髁狀突的後緣，張口有凹陷處。
[主治]耳鳴，耳聾，聤耳；齒痛，口眼歪斜，面痛。

## 通里（手少陰心經）
[定位]位於前臂掌側，當尺側腕屈肌腱的橈側緣，腕橫紋上1寸。
[主治]心病，舌強不語，暴喑，腕臂痛。

## 通天（足太陽膀胱經）
[定位]位於前髮際正中直上4寸，旁開1.5寸。
[主治]頭痛，眩暈，鼻塞，鼻出血，鼻淵。

## 頭維（足陽明胃經）
[定位]在頭部，額角髮際上0.5寸，頭正中線旁開4.5寸。
[主治]頭痛，眩暈；目痛，迎風流淚，眼瞼瞤動，視物不明。

## 外關（手少陽三焦經）
[定位]在前臂背側，當陽池與肘尖的連線上，腕背橫紋上2寸，尺骨與橈骨間隙中點。
[主治]熱病；頭痛，目赤腫痛，耳聾，耳鳴；脅痛，瘰癧；肩背痛，上肢痿痹。

## 委中（足太陽膀胱經）
[定位]在膝後區，膕橫紋中點。

[主治]腰痛，下肢痿痹；腹痛，吐瀉；小便不利，遺尿；丹毒，皮膚瘙癢。

## 胃俞（足太陽膀胱經）

[定位]在脊柱區，第12胸椎棘突下，後正中線旁開1.5寸。

[主治]胸脅痛；胃脘痛，嘔吐，腹脹，腸鳴。

## 膝陽關（足少陽膽經）

[定位]在膝外側，當陽陵泉上3寸，股骨外上髁上方的凹陷處。

[主治]膝腫痛，膕筋攣急，小腿麻木，膝關節炎，下肢癱瘓等。

## 俠谿（足少陽膽經）

[定位]位於人體的足背外側，當第4、5趾間，趾蹼緣後方赤白肉際處。

[主治]頭痛，眩暈，驚悸，耳鳴，耳聾，目外眥赤痛，頰腫，胸脅痛，膝股痛，足跗腫痛，瘧疾。

## 下關（足陽明胃經）

[定位]在面部，顴弓下緣中央與下頜切迹之間的凹陷中。

[主治]下頜關節痛，面痛，齒痛；口眼歪斜；耳聾，耳鳴，聤耳。

## 下脘（任脈）

[定位]在上腹部，前正中線上，當臍中上2寸。

[主治]脘痛，腹脹，嘔吐，呃逆，食穀不化，腸鳴，泄瀉，痞塊，虛腫。

## 小海（手太陽小腸經）

[定位]屈肘，當尺骨鷹嘴與肱骨內上髁之間凹陷處。

[主治]肘臂疼痛、麻木；癲癇。

## 心俞（足太陽膀胱經）

[定位]在脊柱區，第5胸椎棘突下，後正中線旁開1.5寸。

[主治]心痛，驚悸，失眠，健忘；夢遺；癲癇；咳嗽，氣喘；吐血，盜汗。

## 行間（足厥陰肝經）

[定位]在足背側，第1、2趾間，趾蹼緣的後方赤白肉際處。

[主治]中風，癲癇；頭痛，眩暈，目赤痛，青光眼，口歪；月經過多，閉經，痛經，白帶，陰中痛，疝氣；遺尿，五淋，癃閉；胸脅滿痛；下肢內側痛，足跗腫痛。

## 懸顱（足少陽膽經）

[定位]位於頭部鬢髮上，當頭維穴與曲鬢穴弧形連線的中點處。

[主治]偏頭痛，面腫，目外眥痛，齒痛。

## 璇璣（任脈）

[定位]在胸部，當前正中線上，胸骨上窩中央下1寸。

[主治]喉痹咽腫，咳嗽，氣喘，胸脅之滿；胃中有積；扁桃體炎，喉炎，氣管炎，胸膜炎，胃痙攣。

## 血海（足太陰脾經）

[定位]屈膝，在大腿內側，髕骨底內側端上2寸，股四頭肌內側頭隆起處。

[主治]月經不調，痛經，經閉，崩漏；癮疹，濕疹，丹毒；膝、股內側痛。

### 啞門（督脈）

[定位]位於項部，當後髮際正中直上0.5寸，第1頸椎下。

[主治]舌緩不語，音啞，頭重，頭痛，頸項強急，脊強反折，中風尸厥，癲狂，癇證，瘈病，衄血，重舌，嘔吐。

### 陽白（足少陽膽經）

[定位]目正視，瞳孔直上，眉上1寸。

[主治]目赤腫痛、眼瞼下垂、口眼歪斜、頭痛等頭目疾患。

### 陽池（手少陽三焦經）

[定位]在腕背橫紋中，當指總伸肌腱的尺側緣凹陷中。

[主治]耳鳴，耳聾，目赤腫痛，喉痹；消渴，口乾；腕痛，肩臂痛。

### 陽谷（手太陽小腸經）

[定位]在腕後區尺側，尺骨莖突與三角骨之間的凹陷中。

[主治]頭痛，目眩，耳鳴，耳聾；熱病，癲狂癇；腕臂痛。

### 陽陵泉（足少陽膽經）

[定位]在小腿外側，腓骨小頭前下方凹陷中。

[主治]黃疸，口苦，嘔吐，脅肋痛；下肢痿痹，膝髕腫痛，腳氣，肩痛；小兒驚風。

### 陽谿（手陽明大腸經）

[定位]在腕橫紋橈側，手拇指向上翹時，當拇短伸肌腱與拇長伸肌腱之間的凹陷中。

[主治]手腕痛；頭痛，目赤，齒痛，咽喉腫痛，耳鳴，耳聾。

### 腰奇（經外奇穴）

[定位]位於骶部，當尾骨端直上2寸，骶角之間凹陷中。

[主治]癲癇，頭痛，失眠，便秘。

### 腰陽關（督脈）

[定位]在脊柱區，第4腰椎棘突下凹陷中，後正中線上。

[主治]腰骶疼痛，下肢痿痹；月經不調，遺精，陽痿。

### 翳風（手少陽三焦經）

[定位]在耳垂後方，乳突與下頜角之間凹陷中。

[主治]耳鳴，耳聾，聤耳；口眼歪斜，牙關緊閉，齒痛，頰腫；瘰癧，呃逆。

### 陰陵泉（足太陰脾經）

[定位]在小腿內側，脛骨內側髁下緣凹陷處。

[主治]腹脹，腹瀉，水腫，黃疸，小便不利；膝痛。

### 殷門（足太陽膀胱經）

[定位]位於大腿後面，承扶穴與委中穴的連線上，承扶穴下6寸。

[主治]腰痛、下肢痿痹。

### 迎香（手陽明大腸經）

[定位]在鼻翼外緣中點旁，鼻唇溝中。

[主治]鼻塞，鼽衄；口歪；膽道蛔蟲症。

### 魚際（手太陰肺經）

[定位]在手拇指本節（第1掌指關節）後凹陷處，約當第1掌骨中點橈側，赤白肉際處。

[主治]咳嗽,咯血,哮喘;發熱,咽乾,咽喉腫痛,失音;小兒疳積,乳癰,掌中熱。

## 章門（足厥陰肝經）

[定位]位於腹側,腋中線第11肋骨端稍下處,屈肘合腋時,當肘尖盡處。

[主治]脇痛,泄瀉,癥積等。

## 照海（足少陰腎經）

[定位]在踝區,內踝尖下1寸,內踝尖下方凹陷中。

[主治]咽喉乾燥,目赤腫痛;癇證,失眠;月經不調,痛經,帶下,陰挺,陰癢,小便頻數。

## 支溝（手少陽三焦經）

[定位]在前臂背側,腕背側遠端橫紋上3寸,尺骨與橈骨間隙中點。

[主治]便秘;耳鳴,耳聾,手臂痛,脇肋痛,落枕,瘰癧;熱病。

## 志室（足太陽膀胱經）

[定位]位於第2腰椎棘突下,旁開3寸。

[主治]遺精、陽痿等腎虛病證;小便不利;腰脊強痛。

## 秩邊（足太陽膀胱經）

[定位]位於臀部,平第4骶後孔,骶正中脊旁開3寸。

[主治]腰骶痛、下肢痿痺等腰及下肢病證;小便不利;便秘,痔疾。

## 中府（手太陰肺經）

[定位]在胸外側部,鎖骨下窩外側,平第1肋間隙處,前正中線旁開6寸。

[主治]咳嗽,氣喘,胸痛;肩背痛。

## 中極（任脈）

[定位]位於體前正中線上,臍下4寸。

[主治]小便不利,陽痿,早洩,遺精,白濁,疝氣偏墜,積聚疼痛,月經不調,陰痛,陰癢,痛經,帶下,崩漏,陰挺,產後惡露不止,胞衣不下,水腫。

## 中脘（任脈）

[定位]在臍上4寸,前正中線上。

[主治]胃痛,嘔吐,呃逆,吞酸;腹脹,泄瀉;疳積,黃疸;癲狂,失眠。

## 中渚（手少陽三焦經）

[定位]在手背,第4、5掌骨間,掌指關節近端凹陷中。

[主治]頭痛、目赤、耳鳴、耳聾、喉痺舌強等頭面五官病證;熱病,肩背肘臂痠痛,手指不能屈伸。

## 足三里（足陽明胃經）

[定位]在小腿外側,犢鼻下3寸,距脛骨前緣一橫指（中指）。

[主治]胃痛,嘔吐,噎膈,腹脹,泄瀉,痢疾,便秘;乳癰;下肢痺痛;高血壓,癲狂;心悸,中風;虛勞羸瘦。

# 附錄3：人體主要經絡穴位圖

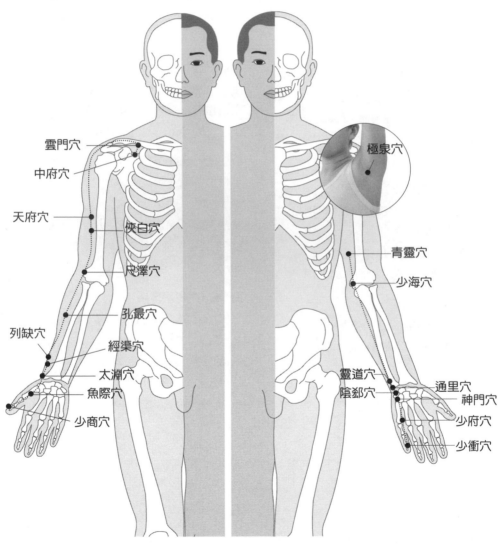

手太陰肺經　　　手少陰心經

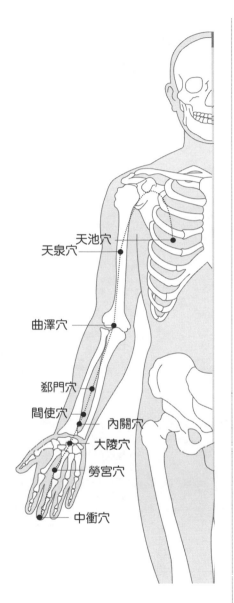

天池穴
天泉穴
曲澤穴
郄門穴
間使穴
內關穴
大陵穴
勞宮穴
中衝穴

手厥陰心包經

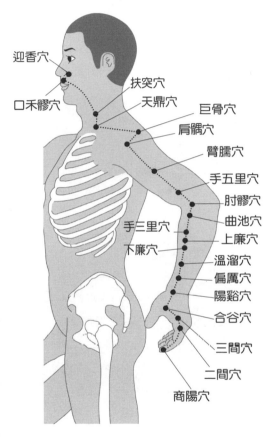

迎香穴
口禾髎穴
扶突穴
天鼎穴
巨骨穴
肩髃穴
臂臑穴
手五里穴
肘髎穴
曲池穴
上廉穴
溫溜穴
偏歷穴
陽谿穴
合谷穴
三間穴
二間穴
商陽穴
手三里穴
下廉穴

手陽明大腸經

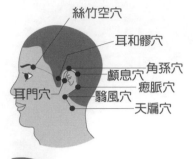

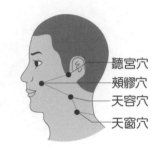

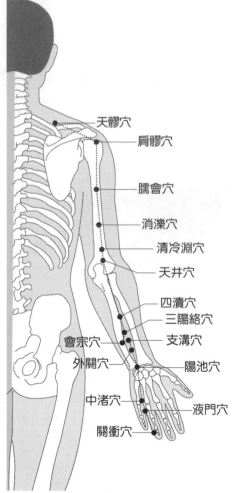

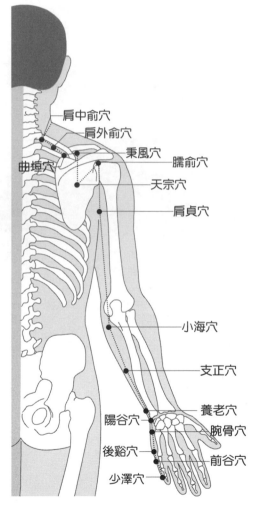

手少陽三焦經

手太陽小腸經

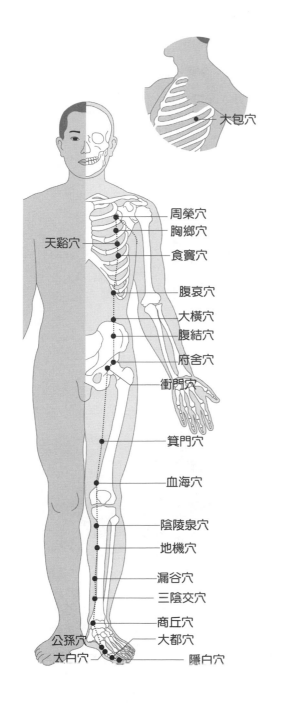

大包穴
周榮穴
胸鄉穴
天谿穴
食竇穴
腹哀穴
大橫穴
腹結穴
府舍穴
衝門穴
箕門穴
血海穴
陰陵泉穴
地機穴
漏谷穴
三陰交穴
商丘穴
公孫穴
大都穴
太白穴
隱白穴

足太陰脾經

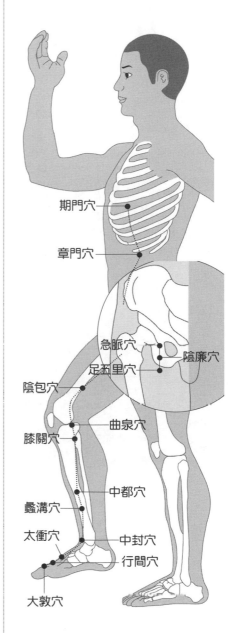

期門穴
章門穴
急脈穴
陰廉穴
足五里穴
陰包穴
曲泉穴
膝關穴
中都穴
蠡溝穴
太衝穴
中封穴
行間穴
大敦穴

足厥陰肝經

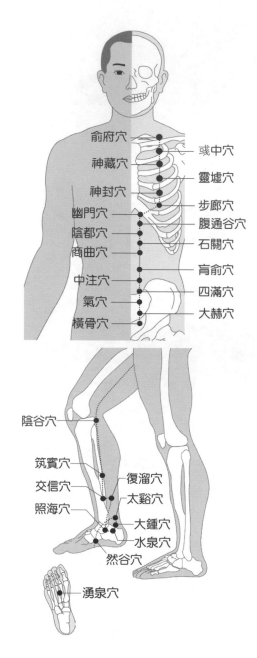

俞府穴
神藏穴
神封穴
幽門穴
陰都穴
商曲穴
中注穴
氣穴
橫骨穴

彧中穴
靈墟穴
步廊穴
腹通谷穴
石關穴
肓俞穴
四滿穴
大赫穴

陰谷穴
筑賓穴
交信穴
照海穴

復溜穴
太谿穴
大鍾穴
水泉穴
然谷穴

湧泉穴

足少陰腎經

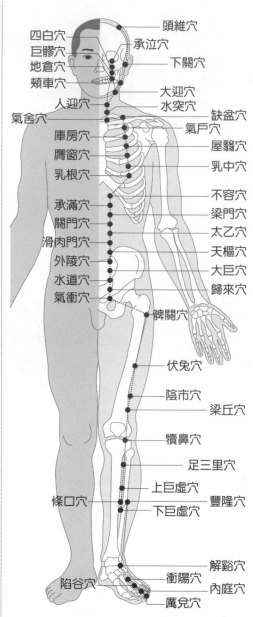

四白穴
巨髎穴
地倉穴
頰車穴
氣舍穴

頭維穴
承泣穴
下關穴
大迎穴
水突穴
缺盆穴
氣戶穴

人迎穴
庫房穴
膺窗穴
乳根穴
承滿穴
關門穴
滑肉門穴
外陵穴
水道穴
氣衝穴

屋翳穴
乳中穴
不容穴
梁門穴
太乙穴
天樞穴
大巨穴
歸來穴
髀關穴

伏兔穴
陰市穴
梁丘穴
犢鼻穴
足三里穴
上巨虛穴
下巨虛穴

條口穴

豐隆穴

陷谷穴

解谿穴
衝陽穴
內庭穴
厲兌穴

足陽明胃經

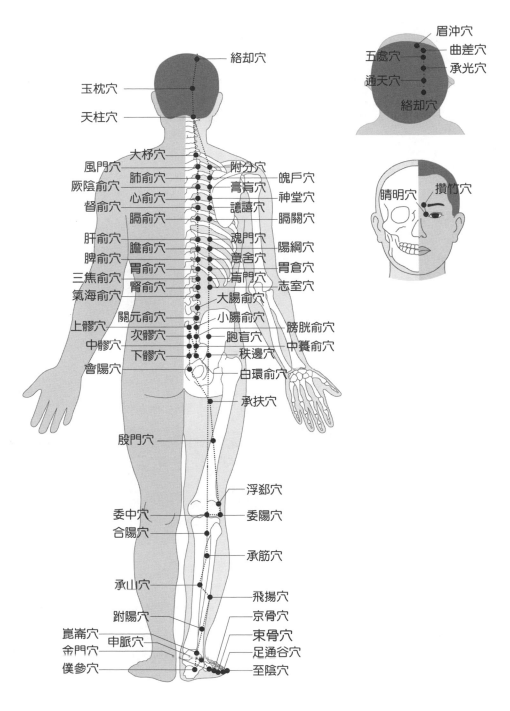

絡却穴

玉枕穴
天柱穴

眉沖穴
曲差穴
承光穴
五處穴
通天穴
絡却穴

睛明穴　攢竹穴

大杼穴　　　附分穴
風門穴　　　　　　魄戶穴
肺俞穴　膏肓穴
厥陰俞穴　　　　神堂穴
心俞穴　譩譆穴
督俞穴　　　　　膈關穴
膈俞穴
　　　魂門穴
肝俞穴　　　　　陽綱穴
膽俞穴　意舍穴
脾俞穴　　　　　胃倉穴
胃俞穴　肓門穴
三焦俞穴　腎俞穴　　志室穴
氣海俞穴
　　　大腸俞穴
關元俞穴　小腸俞穴
上髎穴　　　　　　膀胱俞穴
次髎穴　胞肓穴
中髎穴　　　　　中膂俞穴
下髎穴　秩邊穴
會陽穴
　　　白環俞穴

承扶穴

殷門穴

浮郄穴
委中穴　委陽穴
合陽穴

承筋穴

承山穴
飛揚穴
跗陽穴　京骨穴
崑崙穴　　束骨穴
金門穴　申脈穴　足通谷穴
僕參穴　　　至陰穴

足太陽膀胱經

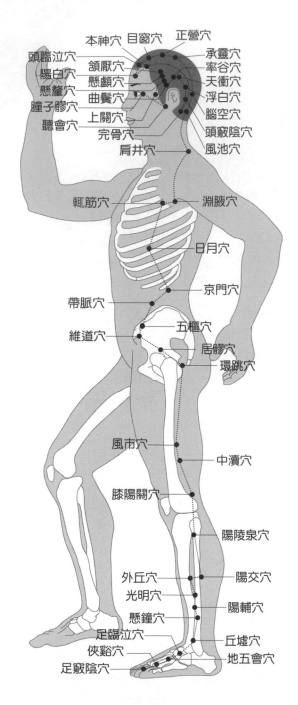

本神穴　目窗穴　正營穴
頭臨泣穴　　　　　承靈穴
陽白穴　頷厭穴　　率谷穴
懸顱穴　懸顱穴　　天衝穴
瞳子髎穴　曲鬢穴　浮白穴
　　　上關穴　　　腦空穴
聽會穴　　　　　頭竅陰穴
　　　完骨穴
肩井穴　　　　　風池穴

輒筋穴　　　　　淵腋穴

　　　　　　　　日月穴

　　　　　　　　京門穴

帶脈穴

維道穴　　五樞穴
　　　　　居髎穴
　　　　　環跳穴

風市穴　　　　　中瀆穴

膝陽關穴　　　　陽陵泉穴

外丘穴　　　　陽交穴
光明穴
懸鐘穴　　　　陽輔穴
足臨泣穴　　　丘墟穴
俠谿穴　　　　地五會穴
足竅陰穴

足少陽膽經

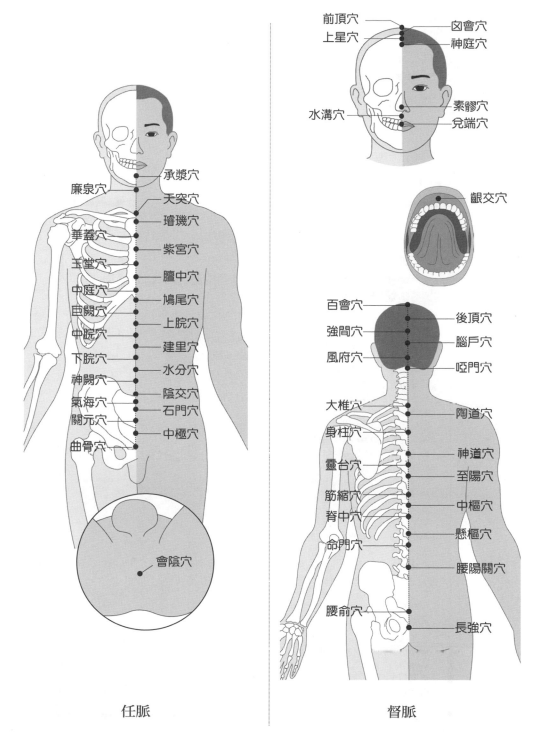

前頂穴　　囟會穴
上星穴　　神庭穴
水溝穴　　素髎穴
　　　　兌端穴
齦交穴

承漿穴
廉泉穴　　天突穴
　　　　璇璣穴
華蓋穴　　紫宮穴
玉堂穴　　膻中穴
中庭穴　　鳩尾穴
巨闕穴　　上脘穴
中脘穴　　建里穴
下脘穴　　水分穴
神闕穴　　陰交穴
氣海穴　　石門穴
關元穴　　中極穴
曲骨穴

會陰穴

百會穴　　後頂穴
強間穴　　腦戶穴
風府穴　　啞門穴
大椎穴　　陶道穴
身柱穴
靈台穴　　神道穴
　　　　至陽穴
筋縮穴　　中樞穴
脊中穴　　懸樞穴
命門穴　　腰陽關穴
腰俞穴　　長強穴

任脈　　　　　　　督脈

國家圖書館出版品預行編目資料

中醫入門超圖解：初學中醫的第一本書，從理論到中藥，從診斷到治療，速學速記，一次就懂 / 曲淼，鄭琴編著. ——初版——新北市：晶冠出版有限公司，2021.06
面；公分・——（養生館；48）

ISBN 978-986-06586-0-6（平裝）

1.中醫

413                                            110007791

作品名稱：《中醫入門七講（圖解版）》
作者：曲淼、鄭琴
本書繁體中文版經化學工業出版社有限公司授權，由晶冠出版有限公司出版繁體中文版本。
版權所有，盜版必究。

養生館 48

# 中醫入門超圖解
## ——初學中醫的第一本書，從理論到中藥，從診斷到治療，速學速記，一次就懂

| 作　　者 | 曲淼、鄭琴 |
| --- | --- |
| 審　　訂 | 陳柏儒／南京中醫藥大學中西醫結合臨床博士、<br>　　　　　南京中醫藥大學中醫內科碩士 |
| 行政總編 | 方柏霖 |
| 副總編輯 | 林美玲 |
| 校　　對 | 謝函芳 |
| 封面設計 | ivy_design |
| 出版發行 | 晶冠出版有限公司 |
| 電　　話 | 02-7731-5558 |
| 傳　　真 | 02-2245-1479 |
| E-mail | ace.reading@gmail.com |
| 部 落 格 | http://acereading.pixnet.net/blog |
| 總 代 理 | 旭昇圖書有限公司 |
| 電　　話 | 02-2245-1480（代表號） |
| 傳　　真 | 02-2245-1479 |
| 郵政劃撥 | 12935041 旭昇圖書有限公司 |
| 地　　址 | 新北市中和區中山路二段352號2樓 |
| E-mail | s1686688@ms31.hinet.net |
| 印　　製 | 福霖印刷有限公司 |
| 定　　價 | 新台幣360元 |
| 出版日期 | 2021年09月 初版一刷 |
| ISBN-13 | 978-986-06586-0-6 |

# 漫畫中醫養生圖典【典藏版】

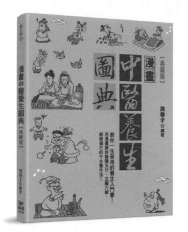

　　中醫不僅能醫治疾病，更重要的是還有豐富的養生思想。中醫是，講究四診八綱的辨證方法，陰陽升降的平衡觀念，經絡臟腑的五行生剋屬性，⋯⋯將人體的五臟六腑、氣血津液、四肢百骸等用功能統一起來的醫療體系。

　　本書以漫畫形式，將文字深奧不易理解的中醫養生知識，變成通俗淺白的趣味讀物，從中醫的基本概念入手，對人體的病理變化、五臟六腑之間的關係、經絡的功能與作用、中醫的治療法則等，作了全面和系統的介紹，讓你健康養生易如反掌！

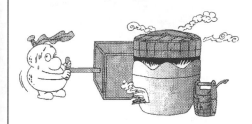 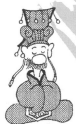 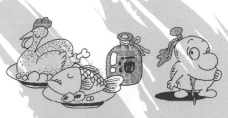

# 漫畫中醫藥食圖典【典藏版】

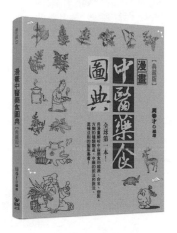

　　具有二千多年悠久歷史的中醫藥食學，是中國的先民們幾千年來與疾病不斷爭鬥中累積起來的一門科學，既有嚴謹完整的理論體系，又有豐富的實踐經驗，被譽為中華民族優秀文化中的瑰寶，人類智慧的結晶，越來越多的人們渴望研究和了解中醫藥食學說。本書透過工筆繪圖暨詳細圖表，結合中醫及其藥食學說理論要點、應用常識，配上生動有趣的圖文漫畫，將艱澀枯燥的中藥知識變成生動有趣的圖文漫畫，使讀者認識和理解中醫及藥食學說。

# 漫畫黃帝內經 素 問 篇【典藏版】
# 漫畫黃帝內經 靈 樞 篇【典藏版】

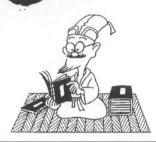

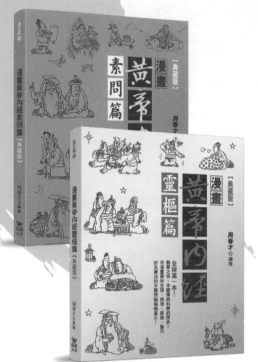

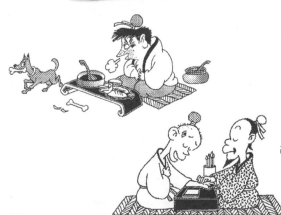

　　《黃帝內經》是中國醫學史上首部論述養生觀念和病理診療的經典巨著，全書包括〈素問〉與〈靈樞〉兩大部分，共十八卷，一百六十篇，十四萬字。

　　〈素問〉部分，完整記錄黃帝和他的首席醫官岐伯相互研討醫理藥學的精彩內容，以黃帝時期的哲學理念來闡明醫學問題，其間博涉天文、曆法、地理、音律等等，全面闡述了陰陽五行、人體生理、臟象氣血、腧穴針道、病因病理、診療、醫德養生、運氣學說等中醫基本理論與保健知識。

　　〈靈樞〉部分，針對神靈之樞要，喻其討論所及，乃至聖至玄之理，完整記錄黃帝和他的首席醫官岐伯暨醫療團隊伯高、雷公、少俞、少師相互研討醫理藥學的精彩內容，並特別提出以細針疏通經脈，調和氣血，亦即至今仍盛行不衰的針灸療法，蘊藏人體生理、病理、診療、養生等豐富的專業理論與保健知識。其注重天人合一、陰陽平衡的健康理念，兩千多年來一直是中醫理論泉源，更是中國人奉為圭臬的生活起居大法。

　　作者的出版目的，在於將艱深枯燥的中藥知識變成生動有趣的圖文漫畫，使讀者認識和理解醫學之宗。

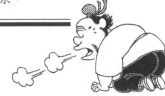